从医开始

协和八的奇妙临床笔记

主审　潘　慧　王云峰　杨　萍

编著　徐　源　张心瑜　徐佳晨　王文达　陈茹萱　张　晴　陆逸云

编者　（按拼音排序）

　　　白　雪　陈颖茜　窦雪琳　辅　容　干霖洋　桂欣钰　胡立星

　　　胡莎莎　蒋　超　李　娟　刘振磊　栾子健　麦毓麟　钱君岩

　　　秦　韵　孙　昊　翁惠玲　翁琳倩　徐鲁斌　徐天铭　杨　晶

　　　尹翮翔　虞雁南　余芝芝　张磊楠　张　硕

绘图　王　珏　张　晴　陆逸云　郝小雲

人民卫生出版社

图书在版编目（CIP）数据

从医开始：协和八的奇妙临床笔记/徐源等编著．—北京：人民卫生出版社，2015

ISBN 978-7-117-21323-3

I.①从… II.①徐… III.①临床医学－文集 IV.①R4-53

中国版本图书馆 CIP 数据核字（2015）第 219827 号

人卫社官网 www.pmph.com 出版物查询，在线购书

人卫医学网 www.ipmph.com 医学考试辅导，医学数据库服务，医学教育资源，大众健康资讯

从医开始：协和八的奇妙临床笔记

编　　著　徐　源　张心瑜　徐佳晨　王文达　陈茹萱　张　晴　陆逸云
出版发行　人民卫生出版社（中继线 010-59780011）
地　　址　北京市朝阳区潘家园南里 19 号
邮　　编　100021
E – mail　pmph @ pmph.com
购书热线　010-59787592　010-59787584　010-65264830

印　　刷　北京盛通印刷股份有限公司
经　　销　新华书店
开　　本　850×1168　1/32　印张：8.5
字　　数　392 千字
版　　次　2015 年 12 月第 1 版　　2016 年 1 月第 1 版第 2 次印刷
标准书号　ISBN 978-7-117-21323-3/R·21324
定　　价　39.00 元

学习，从有限内容到无限空间的探索

李立明

祝福"协和八"越办越好。

作者系北京协和医学院党委书记、常务副院校长

2008年，北京协和医学院在总结90年的办学经验和专家委员会的建议下，启动了"学生职业素养培育工程"，其目的就是要继承和弘扬协和医学教育的优良传统和作风，深入推进八年制医学教育改革，探索21世纪培养高素质医学人才的新方法、新途径。发挥学生"自我管理"、"自我教育"、"自我服务"是协和的教育特色，"协和八"微信公众号及他们编辑出版的这第一本书，就是学校开展"学生职业素养培育工程"的成果之一。

　　"协和八"是协和八年制医学生们自办的微信公众号，抓住了微信传播的开放性和超时空性、普泛化和碎片化、多元化和个性化、交互性与虚拟性等特点，针对医学教育学习内容多且繁杂、人文教育缺失的特点，有针对性地设计了一系列栏目和文章，变单向授课为双向交流、变被动学习为主动学习、变有限教材内容为无限阅读空间，受到了校内外师生的普遍的欢迎。《从医开始：协和八的奇妙临床笔记》一书，是将他们2014年10月至2015年3月发表的300多篇文章重新挑选、审核、修改而成。这本书形式上生动活泼，内容上有启发价值，很值得在医学院校推广，作为课堂教学的有益补充。

　　我很欣慰看到，学生们在繁重的学习之余，探索构建了一个自由、平等、交互性、个性化的自主学习空间，对于学生们的成长表示祝贺，对于指导帮助学生创办这个有影响的平台的老师们表示敬意。

协和文脉 · 薪火相传

——"从医开始"说起

赵玉沛

衷心祝贺《从医开始：协和八的奇妙临床笔记》的出版。

作者系北京协和医院院长，中国科学院院士

自医学发端以来，便有了医学科学的传播。从古希腊的贵族沙龙到无任何等级限制的咖啡馆聚会，从业余团体、皇家学会的形成到专业学术期刊的诞生，从传统的纸质媒体到广播、电视、互联网，传播方式的演变精进，对推动医学迅速而持久的繁荣，始终起到至关重要的作用。以"两微一端"为代表的移动互联网新媒体一经出现，便以新颖、开放、融合的姿态，赢得广大医务工作者的喜爱。

一个偶然的机会，经同事推荐，我开始关注"协和八"微信公众号，了解到这是一个由我校几位八年制医学生利用课余时间自行组建的微信传播平台。它推送的文章包罗万象，写法生动，既普及基础知识，又传授临床技巧，既传播科学理念，又抒发医者情怀，可读性、实用性兼具。文章作者有的是医学生，多数是我院青年医生，见字如见人，有思想交流，有情感共鸣，所以读起来倍感亲切。后来在一些学术会议上，有全国同道跟我聊起，称赞"协和八"微信公众号办得不错。几位刚刚进入临床的医学生自己办的新媒体，在很短的时间内，不仅在院内积攒了广泛的人气，还在全国医学院校中引起了一定的反响，这令我感到惊喜。

更令我惊喜的是，同学们非常有心，把在微信公号上发表过的医学基础知识组别的文章，精心挑选编排，集腋成册，并命名《从医开始：协和八的奇妙临床笔记》。这本书主要介绍各科目的基础知识，但写法与往常以疾病或学科分类的专著、教科书均有不同。角度新颖，文笔生动，图文并茂，重在梳理逻辑，"学霸"之气外露。对医学生、青年医生，乃至高年资专科医生，都有启发和借鉴意义。我特别高兴地看到，除了学生自己的努力，我院多位青年医生亦为本书的编辑出版付出了巨大的心血和汗水。这种血液中流淌的对教学的热忱和对知识的敬畏，从协和的老一辈人传到青年一代，薪火相传，相沿成风，生生不息，历久弥新。创新的是传播方式，永恒的却是"严谨、求精、勤奋、奉献"的协和精神。

建设"健康中国"，健康传播先行。让医学既严肃严谨又生动有趣，"协和八"做出了有益的探索。正如书名"从医开始"所寓意的那样，我期待他们今后有更优秀的作品陆续出版，并让医学传播的探索伴着他们别样的医学人生。

同学，终于见面

协和八小编

2015 年 9 月于北京协和医院

在经过长达五个月的筹备后，我们的第一本书，《从医开始》，终于与你见面。

我们想像了无数遍这本书与你见面时的样子。我们期待过你的惊喜，也担忧过你的失望；我们期待过你能从字里行间读出我们的小小用心，也担忧过这本书离你们所期待的还有很远。这些感情的交织在一起，最终汇成了这本书的模样。

书名上，我们开了无数脑洞。"从医开始"这个标题，始于我们的一个宏伟计划。"一开始"既是对你而言，也是对我们而言 —— 我们还有围绕"二"、"三"、"四"……的书，会努力地做下去。其实之前我们还有很多有趣的书名方案，比如"一不小心学了医"，但最终选择了最有情怀的"从医开始"。

书中的每一篇文章，在出版前都经过了作者和审阅老师的重新修订，多数文章都有较大幅度的修改，有的甚至达到80％以上。面对返修回得"满目疮痍"的稿件，我们感动并珍惜，希望你也能喜欢。

书中的每一张插图，都经过了重新绘制。我们花了两个多月时间，对每一张图进行了重新设计，想让每一点细节都闪现出光亮。感谢画家毛毛的辛勤付出，她用活泼、细腻的画笔，将我们的设想投射在了纸面上。

我们在书中添加了一些小栏目。"传送门"中，你可以在我们的微信中回复文中提到的关键词，与我们有更多的互动。"拓展阅读"中，你可以查阅相关文献，了解更多相关知识。

对我们而言，这本书是一本故事，一本关于文字、关于知识和思考的故事，一本关于分享、关于传道和付出的故事，一本关于梦想、关于友谊和未来的故事。我们迫不及地想将每一页故事都讲与你听，然而我们相信，与我们同样有故事的你，一定能够从书里读出来。

这是我们的第一本书，尽管我们已经字斟句酌，但一定还有不完美之处。我们期待听到你的反馈，让我们的第二本书做得更好。

01
最火爆

02
回头客最爱

03
最伤脑筋

04
最实用

05
最手把手

06
最斟酌

07

最高冷

08

最不能停

09

谈话最爱

10
最解剖

11
最难归类

后记
闲话瓜子花生下午茶

01 最火爆

点击量当然不是评价文章质量的唯一标准，但是看到文章大大引爆朋友圈，小编们还是很欣喜！

本系列为您收集了5篇微信朋友圈最火爆的学术文章，绝对不容错过！

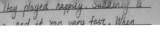

同学，明天你来报一下病历

作　者：北京协和医院内科　郑威扬

关键词：病情汇报

引言 /　向上级医师汇报病情是住院医师的重要基本功，汇报是否简洁明了、切中要害，是否体现出清晰的临床思路，是反映住院医师临床能力的一个重要参考指标。

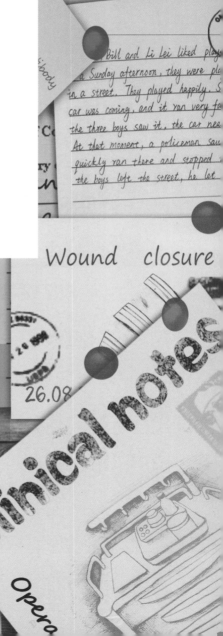

假设急诊值班医师是这样报病例的：

赵××，男，87岁，因发热、咳痰4天，突发意识不清1小时来急诊。患者4天前受凉后咳嗽、发热，T_{max} 39℃。自服头孢类抗生素，仍有发热，T_{max} 38.5℃，咳黄痰。1小时前突发意识不清，无明显抽搐、大小便失禁，10分钟后醒来，精神弱，对答可。

既往：	查体：	辅助检查：	治疗：
高血压、糖尿病、脑梗（未遗留肢体活动或语言障碍）。否认吸烟、COPD、支扩等病史。	BP 145/75mmHg，HR 84bpm，RR 18次/分，SpO_2 97%@RA。右下肺可闻及湿啰音，心律齐，无杂音；腹软，无压痛、反跳痛，Murphy's征（-），肠鸣可；双下肢不肿；双侧巴氏征（-）。	**血常规：** WBC $12.16×10^9/L$，NEUT% 86.2%，HGB 130g/L，PLT $172×10^9/L$； **肝肾功能：** ALT 42U/L，Alb 40g/L，Glu 11.4mmol/L，Urea 5.38mmol/L，Cr(E) 64μmol/L，K^+ 4.3mmol/L，余正常。 **ABG（鼻导管 2L/min）：** 7.435/44.8/115.0/27.00，cLac 1.2。 **PCT：** 2.10。 **CXR：** 右下肺可见斑片影。 **头颅CT：** 多发腔隙性梗死灶。	已予急诊留观，加用头孢曲松＋阿奇霉素抗感染治疗＊。

那么急诊二线就会说：

"我打断一下，CT做了没？我再打断一下，没有休克是吧？明确是社区获得性肺炎（CAP）吧？神经科看了没？体温好了吗……"

如果你是这样报的：

赵××，87 岁男性，因社区获得性肺炎来急诊，病程 4 天，发热、咳痰、血象升高，右下肺斑片影，诊断明确。既往高血压、糖尿病及脑梗，否认支扩及 COPD、吸烟史。昨天患者有一过性意识改变，神经系统无定位体征，头颅 CT 阴性。神经科还没会诊。患者目前 CURB-65 评分 2 分，主要为年龄和意识不清各得 1 分，生命体征稳定，已加用头孢曲松与阿奇霉素治疗。目前意识、体温见好，请示今日是否留观或收病房。

那么二线就会说："请神经科看一眼，转楼上！下一个。"

注：@RA = at room air; SpO$_2$ 97%@RA 即室内环境下血氧饱和度 97%

基本结构 /	标准化的病情汇报通常采用 SOAP 格式，但根据工作情景不同，侧重点与详略程度各有不同：

S/subject	主观资料，包括患者主诉、病程长短、现病史、既往史、个人史、家族史等。
O/object	客观资料，包括体格检查、辅助检查等。
A/assessment	评估，包括临床诊断以及对诊治过程的分析、评价等。
P/plan	下一步诊疗计划。

常见工作情景 /

总住院医师晚查房

【地点】　　　内科病房。

【角色】　　　夜班值班的住院医师，晚查房的总住院医师。

【任务】　　　汇报病房当日病情变化的患者及新入院的患者。

【重点关注】　1）日间病情变化的患者，其问题是否已妥善处理，夜间是否可能进一步恶化。

　　　　　　　2）日间新收患者，诊断是否明确，夜间是否可能出现病情变化。详见文后例子。

值班突发情况

【地点】　　　内科病房。

【角色】　　　夜班值班的住院医师，晚查房的总住院医师。

【任务】　　　值班时患者病情急剧变化或有病情恶化趋势，电话请示内科总住院医师。

【重点关注】　汇报简明扼要，汇报患者信息，重点说明目前是否有血流动力学不稳定和气道高风险。

【汇报要点】　1）床旁看病人，复核生命体征。

　　　　　　　2）如患者生命体征不稳定，不可离开患者床旁。可由实习医师向上级医师汇报病情，或由其他医务人员代替值班医师在床旁观察病情。

　　　　　　　3）电话汇报患者病房、床号信息，以及姓名、年龄、性别等基本信息，说明原发病及目前突发情况，汇报生命体征情况。

急诊二线查房

【地点】　　　急诊内科流水或抢救室。

【角色】　　　急诊一线医生，急诊二线医生。

【任务】　　　汇报急诊当日病情变化的留观、住院患者及新入院留观的患者。

【重点关注】　患者病情评估信息，利于二线判断其下一步去向。

【汇报要点】　1）汇报力求精炼，不必详述病史，主要为年龄、性别、病程等信息，但不可省略患者一般情况的判断，必要时需交代陪同看病亲属与患者的关系及家庭经济状况。

　　　　　　　2）目前诊断与治疗有哪些，治疗效果如何，可能存在以及尚未处理的并发症。

　　　　　　　3）运用评估分级体系，如对社区获得性肺炎的患者应用 CURB-65 标准分级。

会　诊

【任务】　　　会诊单填写，向会诊医师汇报病情。

【重点关注】　1）明确并突出会诊目的，如"术前心脏风险评估"或"能否转贵科治疗"。

　　　　　　　2）尽量亲自接待会诊医师，补充病历资料，可以带有自己的分析，提出具体的临床问题，如"结核*能明确吗"、"下一步激素冲击*的话，需要保护性抗结核治疗吗"等。

特殊工作情景 /

如患者及家属难以沟通，科室协调或者诊疗流程上存在严重医疗隐患，注意及时向医务处上报医疗不良事件或医疗隐患。

北京协和医院内科病房实行主治医师负责制，病房患者出现重大病情变化，如转入重症监护病房、放弃治疗自动出院、因病情恶化死亡或出现自杀、伤人等情况，注意及时向病房主治医师汇报。

日间病情变化的患者

【要点】　姓名、性别、年龄、床号、原发病、病程、原发病目前治疗、是否稳定；日间病情变化的主要问题及原因，目前如何治疗，治疗后问题是否解决，目前情况如何，夜间是否可能恶化，计划监测的指标及频率，应对方法；患者及家属对目前病情的态度。

举例（SLE）：

20 床，赵××，女，26 岁，因系统性红斑狼疮收住院，病史 3 个月，累及关节、肾脏与血液系统，激素冲击治疗（甲强龙 1g qd×3d）完成已一周，目前甲强龙 80mg qd，环磷酰胺、羟氯喹已加用。患者每日尿量大于 1500ml，肌酐已恢复正常，血小板水平一直正常。今日日间解柏油样便 2 次，总量约 400ml，无呕血、心悸。查体：无腹膜刺激征，肠鸣音活跃。监测血色素由 80g/L 下降至 60g/L，尿素氮升高。考虑上消化道出血可能大，已予禁食水、静脉泵入 PPI 抑酸、补液治疗，输注悬浮红细胞 2U 后复查血色素 70g/L。血库尚余 2U 已预约悬浮红细胞未取。目前未再解黑便，肠鸣音仍活跃，拟 4 小时后复查血常规。已与患者及家属交待病情，患者及家属对急诊胃镜存在一定顾虑，目前仍以保守治疗为主。

日间新收住院患者

【要点】　根据现有病史及检查对患者进行初步评估，是否有需要急查的项目，急查结果是否有异常，夜班可能会出现的病情变化。

举例（心衰，表1-1）：

表1-1 心功能不全病情评估

基础病因	急性冠脉事件、心肌病变、瓣膜病变、心律失常等
原发病目前状态（病因是否已除去）	缺血性心肌病：近期是否仍有缺血事件，近期 ECG、心肌酶，是否已行 PCI，CAD 二级预防是否完善 酒精性心肌病是否已戒酒 瓣膜病是否已行手术治疗，是否抗凝 房颤是否已控制，心室率或是否已复律
特点及心功能评估	左 / 右 / 全心衰，NYHA 分级，超声心动图有无特异性结果 *
常见诱发及加重因素	感染：感染灶，抗生素种类及疗程，目前痰液性状及痰量、体温、血象、胸片、PCT，有无病原学结果 出入量：正平衡还是负平衡，利尿剂目前剂量，电解质情况 房颤：心室率、出入量、电解质，有无转复指征、抗凝指征 贫血：有无输血指征
目前治疗及下一步治疗	一般治疗，基础病因、诱因、危险因素控制 ACEI/ARB+β 受体阻滞剂：目前血压、心率能否耐受 醛固酮受体拮抗剂：有无禁忌 地高辛：心室率控制是否满意，血药浓度 利尿剂：电解质，把握急诊透析指征 抗凝：是否有抗凝指征，抗凝后是否有出血风险 有无射频消融、ICD、CRT 指征
靶器官损害	肝脏：淤血肝，注意凝血功能 *、胆红素水平 肾脏：有无肾前性肾衰，近期行增强 CT 或冠脉造影需警惕造影剂肾病 胃肠道：淤血、栓塞、出血 脑：栓塞 有无心源性休克

谨记

60% 规则：流利汇报 60% 的患者资料要好过不流利汇报 100% 的内容，沟通的效率主要取决于听众而不是讲者。

临床工作中准确地汇报病情，首先要对患者病史信息有准确全面的把握，其次要明确当前的临床工作情景，及通过汇报需要达成的目的，最后是以正确的临床思路来组织汇报的层次结构。

在请示上级医师或会诊医师前，要床旁核实患者病情变化，对患者当前病情有思考及判断，不可草木皆兵、事事上报。

亲自接待会诊医师，通过病历汇报与对病情的分析交流可以有不小的收获。

请珍惜每一次汇报病历的机会。

▲ ＊传送门

回复「抗生素」可查看「挑战抗生素」

回复「结核」可查看「T-SPOT.TB，这些年都拼错了吗」，「TB-SPOT.TB 一个字都不能少！」，「T-SPOT.TB 标本送检」

回复「激素」可查看「的松、尼松、米松，傻傻分不清楚」，「激素应用及不良反应」，「不做"糖酥"，预防 GIOP」

回复「超声心动」可查看「不慌不忙，我也是超声心动读片王」，「面面俱到，再探超声心动图」

回复「凝血」可查看「五张图教你掌握凝血因子，再也不用怕记不住了！」

抗血小板药，术前停不停？

作　者：北京协和医院外科 蒋超

关键词：抗血小板

引言 /　手术科室经常会遇到术前病人正在使用抗血小板药物的情况。通常情况下，领导都会预先让病人停用这类药物 1 周左右，以减少术中术后出血并发症。然而，是不是每个病人都可以停抗血小板药物呢？又是否所有手术都需要停用这类药物呢？

让我们首先思考一个问题，一个前列腺增生患者，要做经尿道前列腺电切，但是曾因为冠心病冠脉支架置入，正服用阿司匹林，怎么办？手术做不做？——大概会停阿司匹林 5 ~ 7 天再做吧。

那么，如果这个病人脑出血，要急诊开窗血肿去除，怎么办？难道也需要先停 5 天？

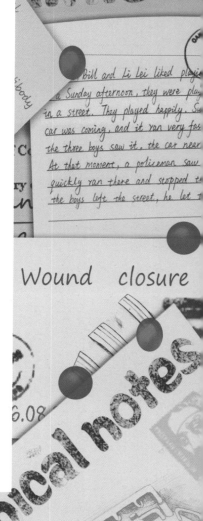

摸不着头脑的话，就来看看表 1-2 吧！

表 1-2　不同心脑血管风险和手术出血风险的治疗策略

手术出血风险	心脑血管风险		
	低危 A	中危 B	高危 C
低危 1	可行择期手术，继续阿司匹林和（或）波立维	可行择期手术，继续阿司匹林和（或）波立维	择期手术；推迟；急诊手术；继续阿司匹林和（或）波立维
中危 2	可行择期手术，继续阿司匹林和（或）波立维	择期手术；推迟；急诊手术；继续阿司匹林和（或）波立维	择期手术；推迟；急诊手术；继续阿司匹林和（或）波立维
高危 3	可行择期手术，停阿司匹林和（或）波立维（7日）	择期手术；推迟；急诊手术；继续阿司匹林，但停波立维	择期手术；推迟；急诊手术；继续阿司匹林，但停波立维（可改用血小板膜糖蛋白 GpIIb/IIIa 受体拮抗剂或肝素替代）

表 1-3　心脑血管风险评估

低危 A	中危 B	高危 C
PCI、金属裸支架（BMS）置入或 CABG 术后超过 6 个月	MI，PCI+BMS 置入，CABG 术后，无后遗症的脑卒中后 6~24 周	MI、PCI、BMS 置入或 CABG 术后 6 周以内
ACS 或 MI 超过 6 个月	药物洗脱支架（DES）置入后超过 12 个月	DES 置入后 12 个月以内
合并后遗症的脑卒中*后超过 12 个月	高风险支架（长度超过 36mm 的支架、近端支架、多枚支架、支架内重复支架、慢性完全梗阻置放支架、小血管及血管分叉部位支架） 其他：糖尿病、低 LVEF、既往支架内血栓形成*、恶性肿瘤所致高凝状态	脑卒中 2 周以内

表 1-2 中的心脑血管风险和手术出血风险如何评估呢？我们以表 1-3 和表 1-4 来补充说明表 1-2 内容。

表 1-4　手术出血风险评估

低危 1	中危 2	高危 3
通常不需要输血：体表微整形、基本外科手术、骨科小手术、耳鼻喉（ENT）小手术、无活检的内镜检查、眼前节手术、拔牙等	可能需要输血：内脏手术、心血管手术、骨科大手术、ENT 手术、泌尿外科内镜手术等	封闭空间出血手术：颅内手术、脊椎管内手术、眼后节手术、心脏手术、需要输血的大手术等

当然，尽管按上表所示，几乎所有患者所有手术，都不需要停阿司匹林，但事实上，由于中国人的出血倾向比白种人更大，所以只要病情允许，术前一般考虑停阿司匹林。

拓展阅读：

[1] Chassot PG, Delabays A, Spahn DR. Perioperative antiplatelet therapy: the case for continuing therapy in patients at risk of myocardial infarction. British journal of anaesthesia, 2007, 99(3): 316-328
[2] Patel PA, Fleisher LA. Aspirin, Clopidogrel, and the Surgeon. Advances in surgery, 2014, 48(1): 211-222

▲　* 传送门

回复「卒中」可查看「卒中那些事儿」
回复「抗凝」可查看「从毒药到救命药，一言难尽的华法林」
回复「凝血」可查看「五张图教你掌握凝血因子，再也不用怕记不住了！」
回复「血栓」可查看「怎么这么弹？解读血栓弹力图」

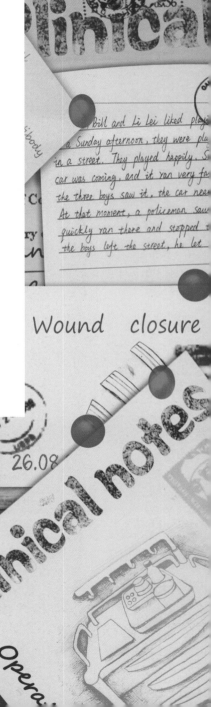

挑战抗生素

作　者：栾子健
审　阅：北京协和医院感染内科 范洪伟
关键词：抗生素

小编按 /　一直对小说里那些精通药理的仙师道祖们崇拜得五体投地。放眼于现代，抗生素是现在临床上使用最频繁的药物之一。现实世界中，精通抗生素的大夫们，不就是现代的"药王"吗？这里我们就和大家分享各类抗生素的相关知识。本文一经推出，就收获了爆棚点击量，相信读完后大家一定收获大大的！

抗生素作用机制

阻断细胞壁合成： β－内酰胺类、万古霉素、杆菌肽

损伤细胞膜影响通透性： 多黏菌素、两性霉素、制霉菌素、达托霉素

阻断核糖体蛋白质合成： 氨基糖苷类、四环素类、红霉素、氯霉素、利奈唑胺

影响叶酸代谢： 磺胺类、异烟肼、乙胺丁醇

阻断 RNA、DNA 合成： 喹诺酮类、利福平、新生霉素、乙胺丁醇、甲硝唑

下面，我们重点介绍几类抗生素。

1. β－内酰胺类药物　　　β－内酰胺类药物呈时间依赖性，抗生素后效应（PAE）持续时间短，应一天内多次给药。可以通过增加剂量、缩短给药间隔、延长给药时间或持续给药，以增强疗效、增加药物浓度高于最小抑菌浓度的时间（T > MIC）。

具体特点见表 1-5 至表 1-9。

表 1-5　青霉素类抗生素特点

主要不良反应为过敏（需要皮试）		
口服制剂	青霉素 V、阿莫西林	对主要 G^+ 和部分 G^- 有效
注射制剂	青霉素 G	主要针对 G^+ 菌，对链球菌有效（如丹毒、急性化脓性扁桃体炎、IE），90% 的甲氧西林敏感金葡菌（MSSA）已耐药
	氨苄青霉素	不耐酶，治疗链球菌、肠球菌感染；肠球菌首选氨苄＋舒巴坦，大肠杆菌耐药率高
	替卡西林	主要对 G^- 有效，假单胞菌效果好

表 1-6 头孢类抗生素特点

对肠球菌、厌氧菌无效，肾毒性低，对 β－内酰胺酶稳定性提高			
	抗菌谱	临床应用	代表药物
第一代	主要作用于 G⁺ 球菌	皮肤软组织感染、CAP、泌尿系感染、围手术期预防性用药	头孢唑啉 头孢拉定：常用于泌尿系感染 头孢氨苄
第二代	对 G⁻ 有效，对铜绿假单胞菌无效，可覆盖肺炎球菌	同一代头孢	头孢呋辛 头孢呋辛酯 头孢克洛
第三代	对 G⁺ 比一代弱，对 G⁻ 作用强。可被超广谱 β 内酰胺酶（ESBL）分解（大肠杆菌和肺炎克雷伯）	CNS 感染、耐药肺炎球菌感染	头孢噻肟：代谢产物为二代头孢，用于 CNS 感染 头孢曲松：半衰期长；可用于严重 CNS 感染 头孢哌酮：80% 胆道排泄，对铜绿假单胞菌有效，其他抗菌谱同头孢噻肟；但耐药严重 头孢他啶：对铜绿假单胞菌强效，对不动杆菌优于头孢噻肟，对 G⁺ 不如一代和头孢噻肟
第四代	可覆盖 G⁺ 和 G⁻，对 AmpC 酶稳定		头孢吡肟

表 1-7 β－内酰胺酶抑制剂类抗生素特点

与 β－内酰胺类药物协同作用；除舒巴坦对不动杆菌有活性外，其余药物对细菌无直接活性		
单药	抗菌谱	复方制剂举例
克拉维酸（棒酸）	抑酶广谱，对 G⁺ 球菌和 G⁻ 菌产生的酶有抑制作用，对 I 型诱导酶效果差	阿莫西林＋克拉维酸（安美汀） 替卡西林＋克拉维酸（特美汀）
舒巴坦（青霉烷砜）	对 I 型诱导酶无用，与青霉素和头孢类有协同作用，对不动杆菌有活性	头孢哌酮＋舒巴坦（舒普深）
他唑巴坦	半合成酶抑制剂，广谱	哌拉西林＋他唑巴坦（特治星）

表 1-8　头孢素类抗生素特点

代表药物	抗菌谱	临床应用
头孢美唑（先锋美他醇）	对 G^+、G^-、脆弱类杆菌、产 ESBL 大肠杆菌有效，酶稳定性好，效果约等于二代头孢	用于轻度院内感染
头孢米诺、拉氧头孢	相当于三代头孢菌素	

表 1-9　碳青霉烯类抗生素特点

代表药物	抗菌谱	临床应用
Group1：厄他培南	广谱，对非发酵 G^- 杆菌效果差，对耐药葡萄球菌无效	用于严重院外感染、轻中度院内感染
Group2：亚胺培南	广谱，对非发酵 G^- 杆菌效果好，对 MRSA、VRE、嗜麦芽窄单胞菌无效，对厌氧菌活性在 β - 内酰胺类中最强，对 β - 内酰胺酶稳定	亚胺培南 + 西司他丁用于危重症院内感染，不用于 CNS 感染
Group2：美罗培南		用于危重症院内感染，美罗培南可用于 CNS 感染
Group3	对 MRSA 有活性，但未进入临床	

2. 氨基糖苷类　　抗菌谱：对需氧 G^- 抗菌活性强，部分对铜绿假单胞菌有效，G^+ 差。

不良反应：耳毒性、肾毒性、神经肌肉阻滞作用。老年人、肾脏疾病、休克、脱水者禁用，避免与肾毒性药物联合应用。

代谢特点：剂量依赖性，PAE 强，每天 1 次大剂量给药。单用易耐药，多联合用。

代表药物：庆大霉素、妥布霉素、阿米卡星、奈替米星、依替米星。

3. 喹诺酮类　喹诺酮类共有四代，目前常用的有环丙沙星、左氧氟沙星、莫西沙星，其余均因不良反应退市或较少使用。

抗菌谱：对 G^+、G^-、支原体、分枝杆菌均有效；对铜绿假单胞菌有效；大肠杆菌耐药率约 60%。

适应证：最适用于肠道感染（如伤寒、痢疾、霍乱）；但因大肠杆菌耐药率较高，不适用于院内感染的经验性治疗；左氧氟沙星、莫西沙星可适用于社区获得性肺部感染。

不良反应：胃肠道反应、皮疹、精神神经反应、关节病变、肝损、与茶碱竞争排泄、交叉耐药、影响小儿软骨发育，孕妇慎用。

4. 大环内酯类　抗菌谱：对 G^+ 作用强，对部分厌氧菌、衣原体、支原体、军团菌、幽门弯曲菌有效。具有非特异性抗炎作用。

适应证：适用于院外呼吸系统感染，但链球菌、肺炎球菌、肺炎支原体耐药率高，红霉素已退居二线。

不良反应：胃肠道反应、皮疹、静脉炎、肝损。其中红霉素最大的不良反应是剧烈呕吐，可用于胃轻瘫患者。

代谢特点：半衰期长、组织浓度高。

代表药物：红霉素、罗红霉素、克拉霉素、阿奇霉素。

5. 糖肽类　糖肽类为治疗耐甲氧西林金葡菌（MRSA）、耐甲氧西林表皮葡萄球菌（MRSE）、肠球菌等多重耐药 G^+ 球菌的首选药。甲氧西林敏感金葡菌（MSSA）用一代头孢或阿莫西林 – 克拉维酸即可。

（1）万古霉素、去甲万古霉素：窄谱杀菌，对 G^+、艰难梭菌抗菌活性强。不良反应包括变态反应（红人综合征）、耳毒性、肾毒性等。

（2）替考拉宁：组织分布比万古霉素更广。

6. 甲硝唑　甲硝唑为厌氧菌首选，作用仅次于亚胺培南，且不易耐药，对阿米巴和滴虫有效，几乎无耐药。

7. 四环素（表 1-10）

表 1-10　四环素类抗生素特点

	适应证	抗菌谱	不良反应
多西环素、米诺环素	国内用于 CAP 和非淋菌性尿道炎的治疗	与红霉素相似，对红霉素耐药的可用四环素	
替加环素	国内只被批准用于腹腔感染（主要是 G⁻ 杆菌、肠球菌、厌氧菌）和皮肤软组织感染	对 G⁺、G⁻、厌氧菌均有效；对铜绿假单胞菌作用弱	胃肠道反应（连续使用后好转）、肝损害

8. 林可霉素、克林霉素　抗菌谱与红霉素相似，克林霉素对厌氧菌、人型支原体和沙眼衣原体敏感。

9. 氯霉素　抗菌谱：抗菌谱非常广，对 G⁻ 杆菌、G⁺ 球菌、螺旋体、立克次体、支原体、衣原体、厌氧菌有效。

适应证：治疗难治性 CNS 化脓性感染的药物之一。

不良反应：骨髓抑制、再障，现在应用少。

代谢特点：脂溶性好，易透过血脑屏障。

10. 噁唑烷酮类（利奈唑胺）　抗菌谱：G⁺，包括 MRSA、万古霉素中敏型金黄色葡萄球菌（VISA）、抗万古霉素肠球菌（VRE）、青霉素耐药肺炎链球菌（PRSP）。

不良反应：一过性骨髓抑制（可逆）、周围神经炎（建议使用不超过 1 个月）。

代谢特点：组织分布广，口服制剂吸收迅速安全。

11. 环酯肽类（达托霉素）　抗菌谱：G⁺ 球菌，包括 MRSA、VRE 等。

适应证：皮肤感染、血流感染（包括 IE、导管相关血流感染），不用于肺炎 *。

代谢特点：浓度依赖性，每天 1 次给药，不良反应少。

▲　* 传送门

知词知面不知心，
qd、tid 到底是啥

作　者：翁惠玲
关键词：words

小编按 / 　医学英语系列我们推出过诸多文章，每一篇都受到了同学们的追捧，可见大家还是很积极提高自己的英语姿势水平的嘛！话不多说，看看最受欢迎的这一篇，教给了大家哪些做人的道理，哦不，知识吧！

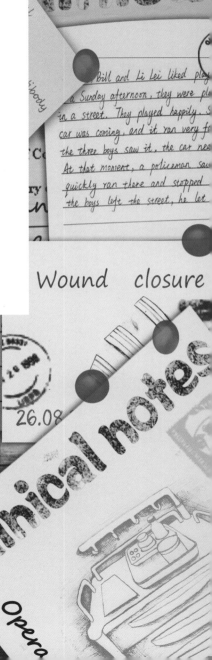

缩写	全拼	表义及注释
p_x	*recipe*	take, take this, or take thus

词汇表 1

一日我在写病历，写着写着遇到糖尿病患者服用的阿卡波糖（拜糖平）*，于是卡在了"餐前"一词上，如鲠在喉，良久无法释怀。餐前怎么说？平时只会 bid、tid，其他都不知道！一番查阅后，今天我就给大家说道说道这个专题。

当然，我不会一一罗列，不然你看 wikipedia 就行了！我们就从 Carpe diem 讲起，这个短语在电影《死亡诗社》中出现过，意思是"抓紧每一天（及时行乐）"(seize the day)。如果你熟悉公司事务，你还会知道，per diem（per day）就是公司"在出差时每天给你的补助"的意思。所以"天"是什么？就是 diem（变形：die, dies [迪耶] 音）。

词汇表 2

缩写	全拼	表义及注释
b.i.d	*bis in die*(twice a day)	很 make sense 是吧
q.d	*quaque die*(every day)	
t.i.d	*ter in die*(3 times a day)	ter, as in "tertiary"，三
q.a.d/q.o.d	*quaque alternis die*	alter，交替，挺好记的吧。尽管我们喜欢用 qod，但是 US Joint Commission 并不推荐而推荐 qad
q.wk.	*quaque week*	很少用，我们经常变成 qw
t.i.w	*ter in week*	你懂的

So far，我想你还能跟上——"这天天都在开呢，你在逗我吧！"

小时怎么说？ hour，来自希腊语 hora "一天的一部分"，大家都统一了一天该怎么划分之后就有了小时的概念。你还记得 somnolence 昏睡吗，那你记得 ambulance 救护车吗？那你就明白 somnambulant 指什么 (sleep-walking)，somni- 这个词根也就 get 到了。

词汇表 3

缩写	全拼	表义及注释
q.h	*quaque hora*	every hour
q4h		不用解释了吧
(q.)h.s	*(quaque) hora somni*	（每个）睡觉时间，就是睡前啦

下一个很难讲，*cibum*，拉丁文的食物，但是令人惊讶的是现代英语竟然几乎没有这个词的衍生物（日耳曼语源的 food 大获全胜）。如果你背过 GRE 会知道这么一个词 antediluvian (before THE FLOOD) 在大洪水前的，但是什么是大洪水啊！！我来告诉你，历史上至少有一次大洪水你一定知道的，就是诺亚方舟的那次大洪水。这是《圣经》很前面的段落了，所以是"超级古老的，很久很久以前的"的意思，里面的 *ante*，就是"在……之前"的意思。"在……之后"就是 *post*。

词汇表 4

缩写	全拼	表义及注释
a.c	*ante cibum*	before meal，餐前
p.c	*post cibum*	after meal，餐后

我想想……药还能怎么吃？在产科轮转的同学经常会遇到 neonatal 这个词，也就是新生儿的意思。黑客帝国里 Neo 这个名字就取了其"新的、重生的"意思。而 *nata* 就是出生，发生。

词汇表 5

缩写	全拼	表义及注释
p.r.n	*pro re nata*	for the things that newly born
		➜ for the circumstances that arises
		➜ 视情况，也就是，"需要时用"

基本就这么多吃法了，快记住吧!

▲ * 传送门

回复「 words 」可查看「升级！ 医学笔记改造计划」

回复「降糖药」可查看「降糖药可有大学问」,「火眼金睛第 17 期」

这位同学，抢救车你会用吗

作　者：北京协和医院血液内科　张炎

整　理：钱君岩

关键词：抢救车

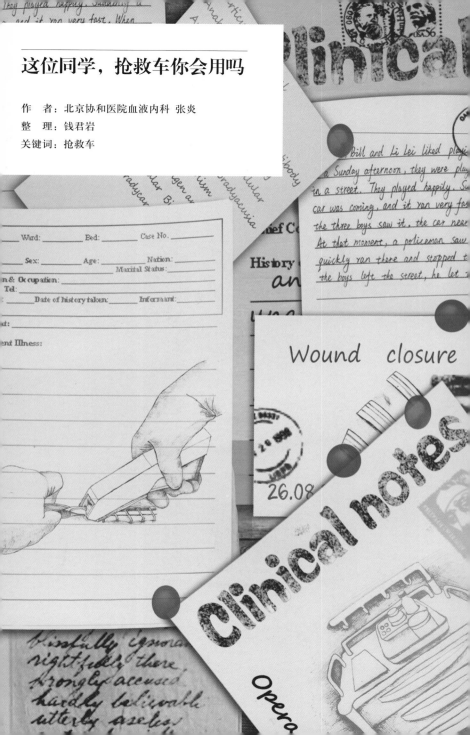

第一层：急救用药（常规）*

血管活性药物：肾上腺素、去甲肾上腺素、异丙肾上腺素、多巴胺、阿托品*

抗过敏药：地塞米松*、异丙嗪

心脏用药：去乙酰毛花苷（西地兰）、硝酸甘油、利多卡因（抗心律失常）

高糖（50% 葡萄糖）

其他：琥珀胆碱（肌松药，插管时用）

第二层：急救用药（专科）

胺碘酮（可达龙）

咪达唑仑（力月西）

甘露醇

糖（5% 葡萄糖）、盐（0.9% 氯化钠）

5% 碳酸氢钠

第三层：输液用品（注意：宽胶带可剪成蝶形胶布在插管时用）

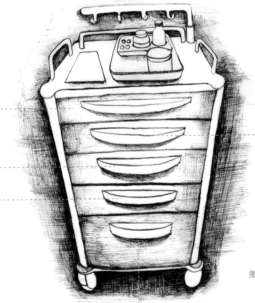

图 1-1　抢救车正面

第四层：插管用品

开口器、舌钳、压舌板

吸痰管

口咽通气道

喉镜：你会安装吗？（小号：儿童用；中号：正常体型成人用；大号：用于肥胖成人）

抢救车上均配有备用电池、手电

导丝 + 气管插管：6 号半、7 号、7 号半、8 号

其他：手套、护目镜、剪刀

第五层：急救装置

简易呼吸器（气囊 + 面罩）

负压装置

总结一下吧！

抢救车（图 1-1）各层物品一览

第一层		
盐酸异丙肾上腺素注射液 1mg:2ml/ 支 ×6 支	地塞米松磷酸钠注射液 5mg:1ml/ 支 ×10 支	重酒石酸去甲肾上腺素注射液 2mg:1ml/ 支 ×10 支
氯化琥珀胆碱注射液 0.1mg:2ml/ 支 ×5 支	盐酸肾上腺素注射液 1mg:1ml/ 支 ×10 支	盐酸多巴胺注射液 20mg:2ml/ 支 ×10 支
盐酸利多卡因注射液 0.1mg:5ml/ 支 ×4 支	硫酸阿托品注射液 1mg:1ml/ 支 ×10 支	硝酸甘油注射液 5mg:1ml/ 支 ×10 支
去乙酰毛花苷注射液 （西地兰） 0.4mg:2ml/ 支 ×5 支	盐酸异丙嗪注射液 50mg:2ml/ 支 ×10 支	50% 葡萄糖注射液 10mg:20ml/ 支 ×2 支

第二层		
20% 甘露醇注射液 250ml/ 瓶 ×1 瓶	0.9% 氯化钠注射液 250ml/ 袋 ×1 袋	盐酸胺碘酮注射液 （可达龙） 0.15g:3ml/ 支 ×6 支
5% 葡萄糖注射液 250ml/ 袋 ×1 袋	5% 碳酸氢钠注射液 250ml/ 瓶 ×1 瓶	咪达唑仑注射液 （力月西） 5mg:5ml/ 支 ×10 支

第三层			
10ml 注射器 ×2 支	5ml 注射器 ×2 支	三通 ×1 个 套管针 ×2 个	输液器 ×2 个
棉签	胶布	止血带、砂轮	输液贴膜 ×2 个

第四层　各种型号气管插管（6.5″、7″、7.5″、8″）、开口器、舌钳、压舌板 2 支、口咽通气道、喉镜、手电、导丝、剪刀、备用电池、手套 1 副、护目镜 1 副、吸痰管 5 根

第五层　简易呼吸器、储氧面罩、吸氧装置、负压装置

下面简单考大家几个问题，看看你掌握了没。

1. 抢救车有几层呢？（5层）

2. 请说出抢救车上的药物、装置、液体（≥ 10项）（看了文章你还不知道吗？）

3. 抢救车上没有哪一项：（E）

    A. 抽血盘

    B. 挂液架

    C. 接线板

    D. 胸部按压垫板

    E. 抽血管

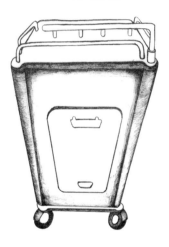

图 1-2　抢救车背面

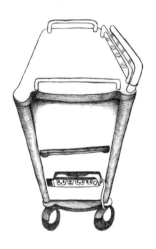

图 1-3　抢救车侧面

胸部按压的垫板在抢救车背后哦（图 1-2）！
接线板在侧面（图 1-3），挂液架在正上方，抽血盘就摆在车上，不能随便用哦！

▲ * 传送门

回复「肾上腺素」可查看「拟肾上腺素药物，看多少遍都记不住？」

回复「激素」可查看「的松、尼松、米松，傻傻分不清楚」、「激素应用及副作用」、「不做"糖酥"，预防 GIOP」

回复「药物中毒」可查看「相爱相杀的毒药和解药」

02 回头客最爱

无奈有一些人我们一再错过，

但有一些知识可以反复点播。

比很多医学口袋书更方便的是，微信可以通过关键词查询文章。

本系列文章收录了读者最爱点播的三大关键词：

「营养/营养支持」、「医学英语」、「激素」。

手把手教你肠外营养

作　者：窦雪琳、麦毓麟
审　阅：北京协和医院肠内肠外营养科 李海龙
关键词：营养

小编按 /　营养液的配制可是大学问。对于初学者来说，更是有无从下手的感觉。这一篇颇受欢迎的文章，从零开始，手把手教大家如何配制肠外营养，快来感受一下思路吧！

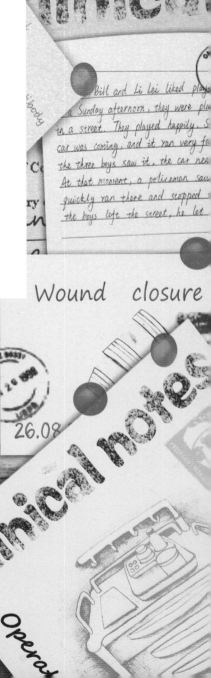

同学们在使用肠外营养前，需要问自己的几个问题：

1. 是否可以使用肠内营养？

> 是否存在肠内营养的禁忌：绝对禁忌包括完全肠梗阻、活动性消化道出血；相对禁忌包括短肠综合征、高流量胃肠瘘、妊娠剧吐等。
>
> 简单总结起来，禁忌证是肠道不能工作，或肠道需要休息时。

2. 什么时候要肠外营养？

> 营养不良及预计 ≥ 4 天不能经口进食时，需要肠外营养。

3. 肠外营养的通路如何选择？

> 肠外营养通路包括外周静脉和中心静脉。外周静脉通路用于短期和渗透压较低的肠外营养，由护士为患者置入外周套管针即可；中心静脉通路用于长期和渗透压较高的肠外营养，包括：
>
> （1）颈内静脉、锁骨下静脉和股静脉置管，一般由高年资住院医师或内科总值班完成。
>
> （2）PICC 或静脉输液港，分别由肠外肠内营养科和介入科完成，其中 PICC 放置完成后需完善胸片，明确管路位置是否合适。

比如卡文，短期输1~2周可勉强使用外周静脉，长期则需要中心静脉。

下面，简单介绍应用肠外营养的步骤。

Step 1: 确定病人类型

判断病人营养需求有何特别，是否有重大应激事件，肝肾功有无异常，出入量要求以及心脏负荷等。

Step 2: 1) 计算热量需求

根据理想体重，轻、中度应激患者按 20~25kcal/(kg·d) 计算，这里的热量指总能量（表 2-1）。但为了节约氮源，需要给予充足的非蛋白热卡，即脂肪乳和葡萄糖。

表 2-1 不同情况下的热量需求和蛋白量计算

情况	热量需求 kcal/(kg·d)	蛋白量 g/(kg·d)
中度应激	25~30	1.0~1.5
重度应激	30~35	1.5~2.0
烧伤	35~40	2.0~2.5

2）计算液量需求

总液量 40~60ml/(kg·d)，除去治疗用液量，剩余的可分配给肠外营养。

Step 3： 热量比例和配制

1g 脂肪提供 9kcal 能量，1g 葡萄糖提供 4kcal。一般脂肪热卡不超过总热卡的 60%。

对于脂肪乳，北京协和医院一般可选中长链脂肪乳（力保肪宁）或结构脂肪乳（力文），二种制剂每瓶（250ml）提供的能量都为 450kcal，可满足一般患者一天的用量。后者理论上释放更均匀，不良反应更小，不过笔者的体会是两者差别不大，患者使用后都较少出现发热，可根据临床情况、患者的需求及经济能力选择。北京协和医院还有一种完全长链脂肪乳制剂叫英脱利匹特，也可选用，但长期使用，肝损害风险稍高。

一般使用外周时葡萄糖浓度在 10% 左右。对于糖尿病患者[*]，需要按照胰岛素∶葡萄糖 =1U∶(4~6g) 的比例在液体中加入胰岛素。胰岛素宜从小剂量加起，再根据患者血糖情况调整用量，并警惕低血糖。

Step4： 计算营养成分

人体每公斤体重所需要的葡萄糖、氨基酸、电解质、维生素、微量元素的详细剂量请参考"协和八"微信号发表的《常用肠外营养数据小全》[*]，此处仅注明临床上常见的配伍方式。

1）氨基酸

· 肝肾功能无特殊者常用复方氨基酸注射液 18AA（乐凡命）。

· 肝功能异常者，除乐凡命，还可使用 15AA 或 20AA 复方氨基酸。

· 肾功能异常者不使用乐凡命，使用 9AA 复方氨基酸。

2）电解质：主要关注钠、钾、钙、镁、磷。

· 钾：如果病人钾在正常范围且尿量正常，通常每天在总液量内加 2~4 支氯化钾注射液（1.5g:10ml）。

· 钙：根据血白蛋白（Alb）水平校正

校正后［Ca］=［4.0–Alb（g/dl）］× 0.2+ 实测［Ca］（mmol/L）

· 磷、镁：对于长期摄入不足的患者，可考虑在大液中加入硫酸镁注射液（1.0g:10ml）1 支、甘油磷酸钠（2.16g:10ml）1 支。

3）维生素：1 支水溶性维生素粉针（水乐维他）入液、1 支脂溶性维生素注射液（维他利匹特 10ml）入脂肪乳或其肠外营养液中就可以大致满足身体需要。

4）微量元素：1 支多种微量元素注射液（安达美 10ml）入液。

说了这么多，可能有的同学还是不明白到底临床上如何为患者进行肠外营养补充，下面我们根据一个病例列出其肠外营养医嘱，供同学们参考。

［病例］   M/58，结肠癌广泛全身转移，近期反复下消化道出血，需禁食水。既往心肺功能正常，ALT 219U/L，胆红素正常。肾功能正常。患者有 PICC 通路，体重 45kg。

［分析］   1）患者符合营养不良＋短时间内无法经口进食的适应证。
2）以下为肠内肠外营养科老师给出的专业建议：

50% 葡萄糖注射液 250ml

5% 葡萄糖氯化钠注射液 500ml

力文 250ml

复方氨基酸注射液 20AA 500ml

15% 氯化钾注射液 2~2.5 支（1.5g/ 支）

葡萄糖酸钙注射液 1 支（1g/ 支）

10% 硫酸镁 1 支（10ml/ 支）

水乐维他 1 支

维他利匹特 1 支

格利福斯 1 支

安达美 1 支

以上配制成全合一肠外营养液。如需分开输液，不用50％葡萄糖。

3）根据计算上述液体的能量组成来进行反推。

葡萄糖含量：　50%×250ml ＋ 5%×500ml ＝ 150g 葡萄糖，提供 150×4=600kcal。

脂肪含量：　250ml 力文提供 450kcal。

氨基酸含量：　500ml 复方氨基酸 20AA，满足非蛋白热卡和氮量比值 150:1。

目前临床也有更为方便的脂肪乳、氨基酸、葡萄糖的混合注射液（如卡文）可供选择。另外，不同患者对液体量、电解质等需求不同，肠外营养方案也有不同的配方，以上内容仅为初学者提供一个思路，没有涉及复杂的临床情况，大家切记对不同患者个体化对待！

▲　＊传送门

回复「营养」可查看「常用肠外营养数据小全」，「几张图搞懂术后营养支持」，「营养液，让身体 duang 起来」

回复「补液」可查看「儿科补液知识小全」，「补液，"正好"才是真的好」，「道理我都懂，但电解质紊乱怎么补液？」

回复「降糖药」可查看「降糖药可有大学问」「火眼金睛第 17 期」

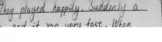

术后营养支持，我行

作　者：秦韵

审　阅：北京协和医院外科　赵珞

关键词：营养

小编按 /　能管好患者吃喝的大夫，才是好大夫。适当、有力的术后营养支持，对患者的帮助是巨大的，快来学习吧！

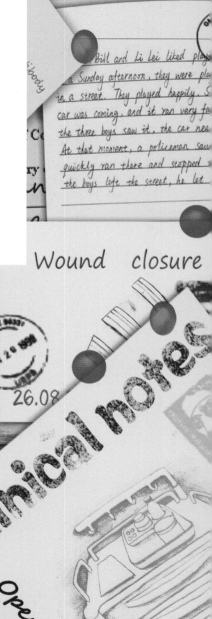

首先，我们得确定患者是否需要进行营养支持计划，临床上常用营养风险筛查（NRS）2002 进行营养筛查。

NRS 初筛标准：BMI<20.5?

近 3 个月体重下降？

本周进食量减少？

病人病情危重（是否加强治疗等）？

以上任何一个问题回答 YES，即进入下一步筛查（表 2-2）。

其中，<3 分时每周询访患者。如果计划接受一次大手术，应考虑预防性营养治疗计划。总分 ≥ 3 分时，说明存在营养风险，应行营养治疗计划。

表 2-2　NRS 终筛标准

影响营养状况	
没有 /0 分	营养状况正常
轻度 /1 分	3 个月内体重丢失 >5%，或食物摄入低于正常需要量的 50%~75%
中度 /2 分	2 个月内体重下降 >5%，或 BMI 18.5~20.5 影响全身状况，或进食量为正常量的 25%~50%
重度 /3 分	1 个月内体重下降 >5%（3 个月 >15%），或 BMI<18.5 影响全身状况，或进食量为正常量的 0~25%
疾病严重程度（增加需求）	
没有 /0 分	正常营养需求
轻度 /1 分	髋关节骨折，慢性病如肝硬化、COPD 等，尤其有急性并发症者
中度 /2 分	腹部大手术，卒中 *，重度肺炎，恶性血液系统肿瘤
重度 /3 分	颅脑损伤，骨髓移植，或急性生理与慢性健康（APACHE）评分 > 10 分的 ICU 患者
≥ 70 岁加 1 分	

其中，<3 分时每周询访患者。如果计划接受一次大手术，应考虑预防性营养治疗计划。总分 ≥ 3 分时，说明存在营养风险，应行营养治疗计划。

营养支持治疗可分为肠内营养（EN）和肠外营养（PN）两大类，原则上只要胃肠道解剖和功能允许，应首选肠内营养。今天，我们主要来看看肠内营养的特点。

1. 肠内营养的优势

更符合生理过程

保护肠屏障功能和完整性

维护免疫功能

可避免肠外营养并发症，费用相对低廉

2. 肠内营养途径

典型的置管有经鼻、经口、经皮三种途径。置管远端到达部位包括胃、十二指肠和空肠。

短期：经口、经鼻。经鼻又包括鼻胃管（NG）、鼻十二指肠管（ND）、鼻空肠管（NJ）。

长期（>2~3w）：经皮、手术胃/空肠穿刺置管（NDJ）。经皮又包括经皮内镜下胃造口（PEG）、经皮内镜下十二指肠造口（PED）、经皮内镜下空肠造口（PEJ）。

注意，胃癌患者不适合 PEG，癌细胞会沿着管子蔓延，即出现癌细胞管道（窦道）转移。

3. 部分常用肠内营养制剂（表2-3）

	药名
SP	百普力 Peptison
TP + TPF	安素 Ensure
	能全力 Neurison
	瑞素 Fresubin
	康全力 Diason
	瑞代 Fresubin Diabetes
	瑞能 Supportan

备注

SP（short peptide）：短肽，术后24h即可开始肠内营养，一般从20ml/逐渐增加至70～80ml/h，根据胃肠功能恢复情况（一般3～5天）过渡到 TP。

TP（total protein）：整蛋白，可选择泵入或口服。

TPF（total protein fiber）：整蛋白＋膳食纤维，适用于无法经口进食的患者，如幽门梗阻的患者。

4. 注意事项　　应用肠内营养时，应把握 5 个"度"：

角度（半卧位 35°~45°）

速度（泵输注速率：空肠 20~100ml/h、胃 50~150ml/h）

温度（30~40℃）

洁净度（勤洗手，注意器具卫生，避免抗菌药过度使用）

适应度（根据胃肠功能选择合适剂型）

5. 肠内营养禁忌证

麻痹性肠梗阻

恶心、呕吐无法用药物控制

严重短肠综合征实施肠内营养失败

手术后持续肠梗阻

高流量近段肠瘘

严重胃肠道出血

严重胃肠道吸收不良

无法置胃肠营养管

营养不良病人预计营养需求少于 5~7 天或 7~10 天即可满足营养
需求

有创性的营养介入不能保证病人安全和预期效果

表 2-3　部分常用肠内营养制剂

用法	用量	特点	适用人群
500ml/ 瓶	1kcal/ml	稍加消化可吸收；无渣	胰腺炎首选，空肠及十二指肠喂养患者，早期肠内营养，胃肠功能不完整
6 汤匙 +200ml 水	共 250kcal (1kcal/ml)	少渣、均衡	常用于营养补充，为基础配方，广泛适用
500ml/ 瓶	1 或 1.5kcal/ml	含膳食纤维	常规需要营养支持患者，便秘腹泻患者，低白蛋白患者，中长期需要营养支持患者
500ml/ 瓶	1kcal/ml	含中链甘油三酯，不含膳食纤维	尤适于脂肪吸收功能受损的重症患者
500ml/ 瓶	0.75kcal/ml	缓释淀粉	高血糖患者，同时调节血脂
500ml/ 瓶	0.9kcal/ml	缓释淀粉，减少糖负荷	高血糖患者
200ml/ 瓶	1.35kcal/ml	含 ω-3 脂肪酸，抗氧化	肿瘤患者

最后，总结一下学到的知识吧！

患者选择：NRS2002 评分 ≥ 3。

只要胃肠道解剖和功能允许，首选肠内营养。

肠内营养优势：更符合生理，保护肠屏障功能和完整性，维护免疫功能。

疗程长短决定肠内、肠外营养途径，长期首选 PEG/PEJ 和 PICC。

拓展阅读：

[1] Kondrup J, Allison SP, Elia M. et al. ESPEN Guidelines for Nutrition Screening 2002. Clinical Nutrition, 2003, 22(4): 415–421
[2] 于健春. 胃肠外科患者营养状况评估与营养支持途径的选择. 中华胃肠外科杂志, 2012, 15(5): 429–431
[3] Marian M. A Pocket Guide to Enteral Nutrition. American Dietetic Association, U.S. 2005:1–25
[4] 于健春. "序贯疗法" 优化手术后早期肠内营养. 中华临床营养杂志, 2011, 19(3): 140–143

▲ *传送门

回复「营养」可查看「常用肠外营养数据小全」，「手把手教你肠外营养」，「营养液，让身体 duang 起来」
回复「补液」可查看「儿科补液知识小全」，「补液，"正好"才是真的好」，「道理我都懂，但电解质紊乱怎么补液？」
回复「卒中」可查看「卒中那些事儿」

常用医学英语前缀

作　者：白雪
审　阅：北京协和医院神经内科　翟菲菲
关键词：医学英语

小编按 / 　别人读英文文献行云流水，你读英文文献看到的却是"庯醯隰砼皆虺，炎袿寋�‍蕚"。呵呵，听说不背单词就是这样的下场。其实背单词也有诀窍，尤其是专业名词，掌握常用的前后缀，是克敌制胜的不二法门！

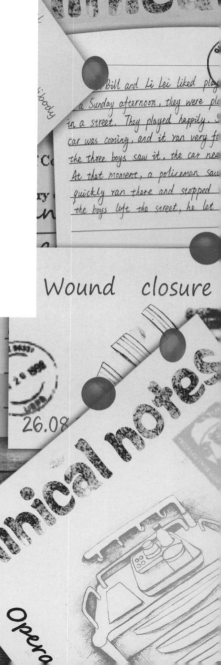

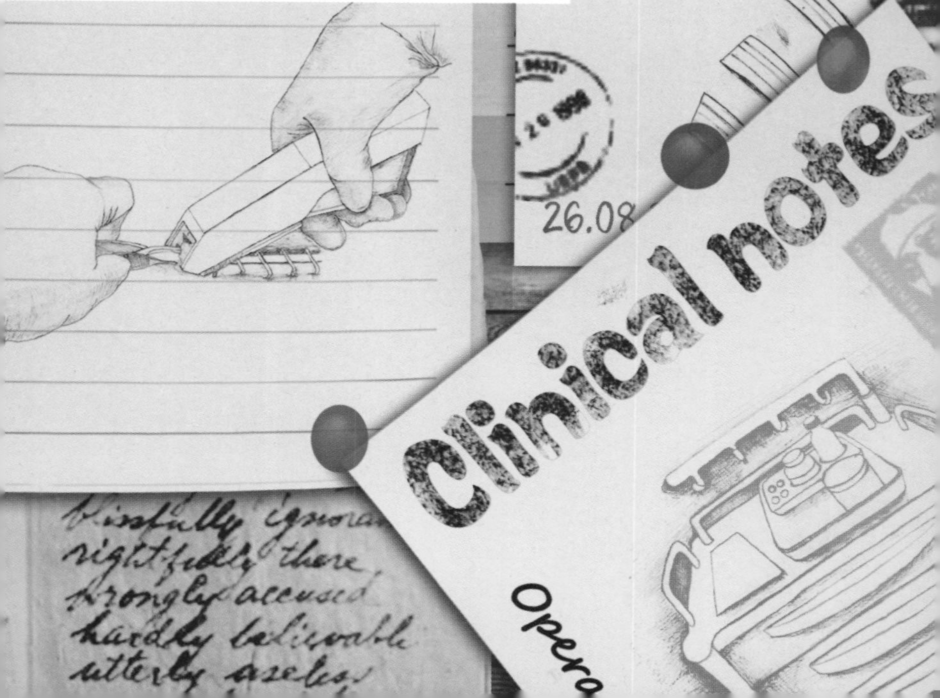

1. Prefixes for Numbers

prefix	meaning	example
prim/i–	first	primitive 原始 primiparity 初产 primase 引发酶
mono–	one	monocular 单眼的 monocyte 单核细胞
uni–	one	unicellular 单细胞的 unilateral 单侧的
hemi–	half, one side	hemisphere 半球 hemiplegia 偏瘫
semi–	half, partial	semisolid / semifluid 半流质
bi–	two, twice	bicuspid 二尖瓣 biceps 二头肌
di–	two, twice	dimorphous 二态的 diataxia 两侧共济失调
diplo–	double	diploid 二倍体 diplopia 复视
tri–	three	triplet 三个一组 tricuspid 三尖瓣 triceps 三头肌
quadri–	four	quadrant 四分之一 quadriceps 四头肌
tetra–	four	tetrahedron 四面体 tetracycline 四环素
multi–	multiple	multiple 多重的 multiform 多形的
poly–	multiple	polysaccharide 多糖 polypeptide 多肽

2. Prefixes for Colors

prefix	meaning	example
cyano–	blue 青色	cyanosis 紫绀
erythro–	red	erythrocyte 红细胞 erythromycin 红霉素
leuko–	white, colorless	leukocyte 白细胞 leukemia 白血病
melano–	black, dark	melanin 黑色素 melanoma 黑色素瘤
xantho–	yellow	xanthoderma 皮肤变黄

3. Negative Prefixes

prefix	meaning	example
a-,an-	not, without	**a**septic 无菌的，防腐剂 **a**symptomatic 无症状的
anti-	against	**anti**dote 解毒剂 **anti**body 抗体
contra-	against opposite	**contra**ception 避孕 **contra**indication 禁忌证
de-	down，without	**de**pilatory 脱毛剂 **de**nervation 去神经支配
dis-	absence removal	**dis**sect 解剖 **dis**location 脱臼
in- (b, p, m 前用 im-)	not	**in**significant 不重要的 **in**fertile 不孕的 （此外，in- 还有向内的意思，如：**in**hale，**in**ject）
non-	not	**non**infectious 非传染性的 **non**invasive 无创的
un-	not	**un**conscious 无意识的 **un**saturated 不饱和度

4. Prefixes for Directions

prefix	meaning	example
ab-	away from	**ab**duct 使外展 **ab**axial 远轴的
ad-	toward, near	**ad**here 坚持 **ad**duct 使内收
dia-	through	**dia**lysis 透析 **dia**rrhea 腹泻
per-	through	**per**cutaneous 经皮的 **per**foration 穿孔
trans-	through	**trans**fusion 输血；输液 **trans**verse 横断的

5. Prefixes for Degree

prefix	meaning	example
hyper–	over, excess, abnormally high, increased	hyperventilation 换气过度 hypertension 高血压
hypo–	under，below	hypoxia 组织缺氧 hypotension 低血压
oligo–	few，scanty	oligomenorrhea 月经过少 oliguria 少尿
pan–	all	panacea 万能药 panencephalitis 全脑炎
super–	above，excess	supernumerary 多余的 supernormal 超常的

6. Prefixes for Size and Comparison

prefix	meaning	example
equi–	equal, same	equilateral 等边的 equivalent 等价的
eu–	true, good, easy，normal	euthanasia 安乐死 eupnea 呼吸正常
hetero–	other, different, unequal	heterosexual 异性恋的 heterotaxia 内脏异位
homo–,homeo–	same, unchanging	homothermic 恒温的 homosexual 同性恋的
iso–	equal，same	isograf 同系移植物 isoenzyme 同工酶
macro–	large, abnormally large	macrocyte 大红细胞 macrophage 巨噬细胞
mega–，megalo–	large，abnormally large	megabladder 巨膀胱 megacardia 心肥大
micro–	small	microscopic 微观的 microbe 细菌，微生物
neo–	new	neonate 新生儿 neoplasm 赘生物，新生质
normo–	normal	normovolemia 血量正常 normocapnia 血碳酸正常
ortho–	straight, correct, upright	orthotic 矫正的 orthopnea 端坐呼吸
poikilo–	varied，irregular	poikiloderma 皮肤异色症 poikilocyte 异形红细胞
pseudo–	false	pseudoplegia 假麻痹 pseudoaddiction 假性成瘾
re–	again, back	regurgitation 反胃 reabsorbption 重吸收

7. Prefixes for Time and/or Position

prefix	meaning	example
ante–	before	**ante**natal 产前的 **ante**cedent 前驱症状
pre–	before, in front of	**pre**disposing 诱因的 **pre**mature 早产的，不成熟的
pro–	before, in front of	**pro**drome 前驱症状 **pro**spective 前瞻性的，预期的
post–	after，behind	**post**menopausal 绝经后期的 **post**natal 出生后的

8. Prefixes for Position

prefix	meaning	example
dextr/o–	right	**dextro**cardia 右位心 **dextro**rotary 向右旋转的
sinistr/o	left	**sinistr**ad 向左 **sinistro**cardia 左位心
ec–/ecto–	out, outside	**ecto**derm 外胚层 **ec**tropion 外翻
ex/o–	away from, outside	**ex**cise 切除 **ex**cretion 排泄
end/o–	in, within	**endo**crine 内分泌 **endo**scope 内窥镜
mes/o–	middle	**mes**encephalon 中脑 **meso**rectum 直肠间皮
syn–/sym–	together	**syn**apse 突触 pubic **sym**physis 耻骨联合
tel/e/o	end	**tel**angion 血管末端 **tele**neuron 神经末端

▲　* 传送门

回复「医学英语」可查看「常用医学英语后缀」,「运动系统词汇」,「神经系统词汇」,「妇产科词汇」,「呼吸系统词汇」

回复「words」可查看「知词知面不知心，qd、tid 到底是什么？」、「升级！ 医学笔记改造计划」

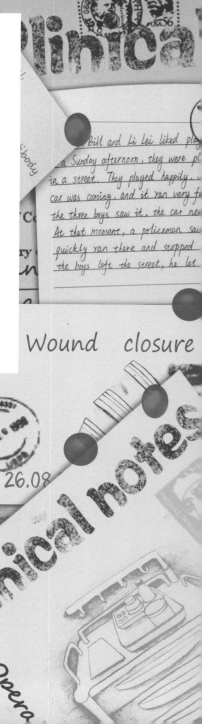

常用医学英语后缀

作　者：白雪
审　阅：北京协和医院神经内科　翟菲菲
关键词：医学英语

小编按 / 　别人读英文文献行云流水，你读英文文献看到的却是"厔醮隰砼龀灿，灺袵寔蠠"。呵呵呵，听说不背单词就是这样的下场。其实背单词也有诀窍，尤其是专业名词，掌握常用的前后缀，是克敌制胜的不二法门！

1. Suffixes for Medical Specialties

suffix	meaning	example
–ian	specialist in a field of study	physician 内科医师 pediatrician 儿科医师
–iatrics	medical specialty	geriatrics 老年科 pediatrics 儿科
–iatry	medical specialty	podiatry 足部医学 psychiatry 精神病学
–ics	medical specialty	orthopedics 骨科 orthodontics 畸齿矫正学
–ist	specialist in a field of study	cardiologist 心脏病科医生 radiologist 放射科医生
–logy	medical specialty	physiology 生理学 neurology 神经病学

2. Suffixes that mean "Pertaining to" or "Resembling"

suffix	example	definition of example
–ac	cardiac	pertaining to the heart
–al	skeletal	pertaining to the skeleton
–ar	muscular	pertaining to the muscle
–ary	dietary	pertaining to the diet
–form	muciform	like or resembling mucus
–ic	metric	pertaining to meter
–ical	anatomical	pertaining to anatomy
–ile	febrile	pertaining to fever
–oid	toxoid	resembling toxin(poison)
–ory	respiratory	pertaining to respiration
–ous	venous	pertaining to vein

3. Suffixes for Measuring or Examining

suffix	meaning	examples
–meter	measure	thermo**meter** 温度计
–metry	to measure	pelvi**metry** 骨盆测量法
–gram	a mark	electrocardio**gram** 心电图
–graph	image	electrocardio**graph** 心动电流描记器
–scope	to examine	endo**scope** 内镜
–scopy	to examine	endo**scopy** 内镜检查术

4. Suffixes in Surgeries

suffix	meaning	examples
–tomy	cutting	ana**tomy** 解剖
–ectomy	cut away	append**ectomy** 阑尾切除术 oophor**ectomy** 卵巢切除术
–stomy	opening	gastro**stomy** 胃造口术
–plasty	shape	cardio**plasty** 贲门成形术
–rrhaphy	sew	hernior**rhaphy** 疝缝手术
–pexy	fixation	hepato**pexy** 肝固定术

5. Suffixes for Certain State or Condition

suffix	meaning	examples
–ia	情况	anox**ia** 缺氧症
–oma	瘤	carcin**oma** 癌
–itis	炎症	hepat**itis** 肝炎
–algia	痛	arthr**algia** 关节痛 menorrh**algia** 痛经
–dynia	痛	osteo**dynia** 骨痛
–emia	血症	leuk**emia** 白血病
–uria	尿	olig**uria** 少尿症
–osis	病态，状态	scler**osis** 硬化症
–penia	贫乏，缺少	erythro**penia** 红细胞减少
–cyte	细胞	mono**cyte** 单核细胞
–pathy	患病状态，疾病	myo**pathy** 肌病

suffix	meaning	examples
–some	体	chromo**some** 染色体
–phil	嗜	acido**phil**ia 嗜酸性
–cide	杀死	germi**cide** 杀虫剂
–lysis	溶解	hemo**lysis** 溶血
–(o)rrhea	溢出	dia**rrhea** 腹泻
–phobia	恐惧	hydro**phobia** 恐水症
–blast	成……细胞	osteo**blast** 成骨细胞
–clast	破坏……	osteo**clast** 破骨细胞
–pnea	呼吸（状态或动作）	ortho**pnea** 端坐呼吸 paroxysmal noctural dys**pnea** 夜间阵发性呼吸困难
–arche	开始	men**arche** 月经初潮
–op（s）ia	视力（状况）	hyper**opia** 远视眼 my**opia** 近视 hemian**opsia** 偏盲
–tropia	倾向，倾斜	eso**tropia** 内斜眼
–otia	耳朵（状况）	macr**otia** 巨耳
–esthesia	感觉（状况）	hyper**esthesia** 感觉过敏
–derma	皮肤（状况）	erythro**derma** 红皮病
–gravida	怀孕（状态）	primi**gravida** 初产妇
–tocia	分娩（状态或过程）	dys**tocia** 难产
–mnesia	记忆力	am**nesia** 记忆缺失，遗忘
–plegia	瘫痪（状态）	hemi**plegia** 半身不遂
–phrenia	精神状态	schizo**phrenia** 精神分裂症
–thymia	心境	dys**thymia** 心境恶劣

6. Suffixes in Biochemistry

suffix	meaning	examples
–ose	糖	gluc**ose** 葡萄糖
–ase	酶	malt**ase** 麦芽糖酶

▲ * 传送门

回复「医学英语」可查看「常用医学英语前缀」,「运动系统词汇」,「神经系统词汇」,「妇产科词汇」,「呼吸系统词汇」

回复「words」可查看「知词知面不知心，qd、tid 到底是什么？」、「升级！医学笔记改造计划」

的松、尼松、米松，傻傻分不清楚

作　者：徐天铭
审　阅：北京协和医院风湿免疫科　王立
关键词：激素

小编按 /　有些知识我们明明知道重要，但总也掌握不好，所以总是要翻出来查看，比如糖皮质激素的使用！

表 2-4 不同糖皮质激素的特点比较

药物		等效剂量 /mg	抗炎效力	水钠潴留	药理半衰期 /h
短效	氢化可的松	20	1.0	1	8~12
	可的松	25	0.8	0.8	
中效	泼尼松	5	4.0	0.8	12~36
	泼尼松龙	5	4.0	0.8	
	甲基泼尼松龙	4	5.0	0.5	
长效	地塞米松	0.75	30	0	36~72

* 表中数据自 UpToDate.com 网站

表 2-5 不同糖皮质激素的临床应用

剂量选择	小剂量	泼尼松 < 15mg/d；维持治疗，防止复发；RA 初始用药或慢作用药起效前过度用药
	中剂量	泼尼松 30 ~ 40mg/d；无重要脏器损伤的 SLE 及一些过敏性疾病
	大剂量	泼尼松 > 40mg/d 或 1 ~ 2mg/（kg·d）；PM/DM、SLE、SS、PAN#、大动脉炎等活动期或伴有重要脏器损害
	冲击治疗	甲泼尼龙 500 ~ 1000mg/d iv，连用 3 ~ 5 天，必要时 1 ~ 3 周可重复；危及患者生命或引起重要脏器严重受损的情况，如 SLE 脑病、严重狼疮性肾炎、PAN 以及重症 PM/DM 等
给药及减量方法	每日给药	中效剂型晨间给药，对下丘脑 - 垂体 - 肾上腺轴抑制最小
	减量方法（长期服用激素）	原则：首剂量用 2 ~ 6 周，之后根据病情每 1 ~ 2 周减 5% ~ 10%。如泼尼松 60mg/d 开始减量，每 1 ~ 2 周减 5mg 至 30mg/d，若病情稳定，每 1 ~ 2 周减 2.5mg 至 15mg/d，视病情缓慢减药
	局部给药	关节腔局部注射激素（不需肝脏代谢的制剂）：不宜次数太多，以免造成类固醇结晶导致关节炎。严格无菌操作，避免导致化脓性关节炎。肌腱局部注射，每年 < 3 次，避免引起肌腱断裂。糖皮质激素滴眼液：以醋酸泼尼松龙滴眼液为例，一日 2~4 次，1 次 1~2 滴。糖皮质激素软膏：一般推荐每日 2 次左右，酌情增减。

#PM/DM 皮肌炎 / 肌炎；SLE 系统性红斑狼疮；SS 干燥综合征；PAN 结节性多动脉炎

表 2-6 激素副作用及处理

部位	表现	预防及处理
神经系统	情绪变化、入睡困难	必要时镇静药物
眼	白内障、青光眼、葡萄膜炎、眼球突出、乳头水肿	眼科定期检查
皮肤	皮肤萎缩、痤疮、多毛、紫纹、脂膜炎、创口不愈合	
骨骼肌肉	肌痛、肌无力、肌萎缩、骨质疏松 *、自发性骨折、无菌性骨坏死	补充钙、VitD
消化系统	消化性溃疡、胃出血、小肠穿孔、胰腺炎	抑酸、胃黏膜保护剂
循环系统	高血压、动脉粥样硬化	监测血压，必要时降压
内分泌系统	类 Cushing 综合征、生长迟滞、肾上腺皮质功能低下、糖尿病	监测血糖，必要时降糖治疗
生殖系统	月经不调 *、流产、阳痿	
代谢	高脂血症、水钠潴留、低血钾	监测电解质、出入量，补钾，必要时利尿
其他	继发感染、外周白细胞升高、胎儿体重过轻	预防感染

拓展阅读：

[1] 吴东，李骥 . 北京协和医院内科住院医师手册 . 北京：人民卫生出版社，2012
[2] 唐福林 . 风湿免疫科医师效率手册 . 第 2 版 . 北京：中国协和医科大学出版社，2010
[3] 蒋明，Avid Yu，林孝义等 . 中华风湿病学 . 北京：华夏出版社，2004

▲ * 传送门

回复「激素」可查看「不做"糖酥"，预防 GIOP」
回复「月经」可查看「女性激素分泌周期变化」，「一张图搞懂闭经」

03 最伤脑筋

有些知识千回百转想不明白？

看着高大上的化验单，是不是偶尔觉得自己脑回路太短？

先不要自暴自弃，我们的目标是——以最"弱智"的方式读懂最"高深"的检查。

曾经我不懂M蛋白，看完本章居然连T细胞亚群也搞懂了呢！

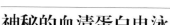

神秘的血清蛋白电泳

作　者：胡莎莎
审　阅：北京协和医院检验科　苏薇
　　　　北京协和医院内科　毛玥莹
关键词：血清蛋白电泳

小编按 /　记得曾经遇到过 M 蛋白血症的患者，在闻所未闻"血清蛋白"的当时，简直伤透了脑筋。M 蛋白是什么？怎么查？血清蛋白里还有什么？看完本文后，一下子觉得天空都亮了呢！

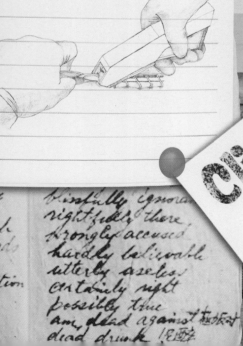

血清中的蛋白质包括白蛋白和球蛋白。血清蛋白电泳（SPE）的基本原理是，根据蛋白质在一定 pH 所带负电荷多少的不同，在电场中具有不同的泳动速度，从阳极至阴极可分出五个区带：白蛋白，α1 球蛋白，α2 球蛋白、β 球蛋白和 γ 球蛋白。有的医院（如北京协和医院）采用毛细管电泳仪，可分出六个电泳区带：白蛋白、α1 球蛋白、α2 球蛋白、β1 球蛋白、β2 球蛋白和 γ 球蛋白（表 3-1）。

常用光密度计扫描图更直观地显示各类蛋白的含量及特点（图 3-1，表 3-2）。

表 3-1　北京协和医院各类蛋白占总蛋白百分比的正常参考范围

白蛋白	53.5%～70.4%
α1 球蛋白	2.2%～4.8%
α2 球蛋白	5.4%～11.1%
β1 球蛋白	4.1%～7.3%
β2 球蛋白	1.8%～6.2%
γ 球蛋白	9.1%～24.0%

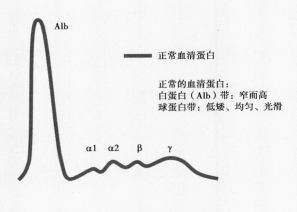

图 3-1　血清蛋白电泳示意

表 3-2 正常血清蛋白电泳图中主要的蛋白组成

区带	主要蛋白组成	主要合成部位	临床意义
白蛋白	白蛋白	肝脏	营养状态评估；负向急性期反应蛋白
α1 球蛋白	α1-抗胰蛋白酶（α1-AT）	肝脏	急性期反应蛋白；先天缺陷易患肺气肿、肝硬化
	α1-酸性糖蛋白（α1-AG）	肝脏 白细胞	急性期反应蛋白
α2 球蛋白	α2-巨球蛋白	肝脏 网状内皮系统	肾病综合征*时升高；抑制纤溶
	铜蓝蛋白（CP）	肝脏	急性期反应蛋白；协助肝豆状核变性的诊断
β1 球蛋白	转铁蛋白（TF）	肝脏 巨噬细胞	判断贫血类型；负向急性期反应蛋白
β2 球蛋白	C反应蛋白	肝脏	急性期反应蛋白
	β2 微球蛋白	淋巴细胞	评估近端肾小管功能和血液系统及实体肿瘤
	补体 C3/C4	肝脏 巨噬细胞	参与免疫
γ 球蛋白	IgG，IgA，IgD，IgE，IgM	淋巴细胞*	参与免疫

可以看到，γ 球蛋白由单核-巨噬细胞系统合成，其他蛋白主要合成于肝脏。临床上，SPE 虽不能作为测定特定蛋白的方法，但可应用于：

肝脏疾病、肾脏疾病、急慢性感染、自身免疫性疾病辅助诊断。

单克隆免疫球蛋白鉴定和定量。

下面，我们来看看常见疾病的 SPE 特征性变化

1. M 蛋白血症（表 3-3）

表 3-3　M 蛋白血症 SPE 特征性变化

典型疾病	SPE 图谱	蛋白分布特点
多发性骨髓瘤 巨球蛋白血症	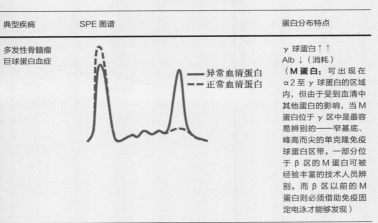 —— 异常血清蛋白 - - - 正常血清蛋白	γ 球蛋白↑↑） Alb↓（消耗） （M蛋白：可出现在 α2 至 γ 球蛋白的区域内，但由于受到血清中其他蛋白的影响，当 M 蛋白位于 γ 区中是最容易辨别的——窄基底、峰高而尖的单克隆免疫球蛋白区带。一部分位于 β 区的 M 蛋白可被经验丰富的技术人员辨别。而 β 区以前的 M 蛋白则必须借助免疫固定电泳才能够发现）

2. 多克隆球蛋白病（表 3-4）

表 3-4　多克隆球蛋白病 SPE 特征性变化

典型疾病	SPE 图谱	蛋白分布特点
感染（如结核）、结缔组织病、非浆细胞肿瘤等	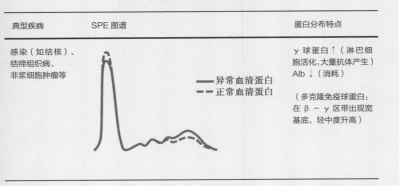 —— 异常血清蛋白 - - - 正常血清蛋白	γ 球蛋白↑（淋巴细胞活化，大量抗体产生） Alb↓（消耗） （多克隆免疫球蛋白：在 β～γ 区带出现宽基底、轻中度升高）

3. 肾病（表 3-5）

表 3-5　肾病 SPE 特征性变化

典型疾病	SPE 图谱	蛋白分布特点
肾病综合征 糖尿病肾病	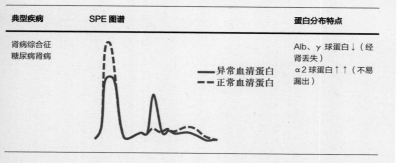 —— 异常血清蛋白 --- 正常血清蛋白	Alb、γ 球蛋白↓（经肾丢失） α2 球蛋白↑↑（不易漏出）

4. 肝病（表 3-6）

表 3-6　肝病 SPE 特征性变化

典型疾病	SPE 图谱	蛋白分布特点
慢性肝炎、肝硬化、肝细胞癌 *	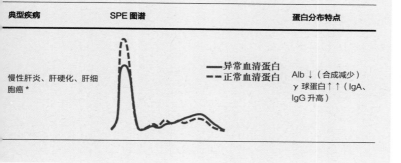 —— 异常血清蛋白 --- 正常血清蛋白	Alb↓（合成减少） γ 球蛋白↑↑（IgA、IgG 升高）

5. 急性炎症（表 3-7）

表 3-7　急性炎症 SPE 特征性变化

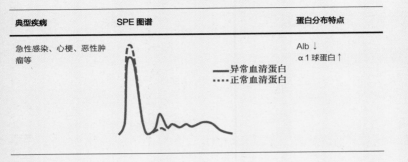

典型疾病	SPE 图谱	蛋白分布特点
急性感染、心梗、恶性肿瘤等	—— 异常血清蛋白 ······ 正常血清蛋白	Alb ↓ α1 球蛋白 ↑

依据这些典型的血清蛋白电泳图谱，虽不能确立诊断，但结合临床和患者蛋白代谢紊乱的其他证据，加上 SPE 灵敏、直观的优点，在临床中可以对某些疾病进行分类和评估。

拓展阅读：

[1] 王鸿利，尚红，王兰兰. 实验诊断学. 北京：人民卫生出版社，2010:174-179
[2] 王松华. 血清蛋白电泳的临床意义及实验诊断分型. 中国医师杂志，2002，增刊：380-390
[3] 袁瑞丽，孟昊，郭炫，等. 血清蛋白电泳分布规律对多种疾病的诊断价值. 临床和试验医学杂志，2012: 1020-1022

▲ ＊传送门

回复「免疫固定电泳」可查看「M 蛋白，追踪到底！ 免疫固定电泳 & 游离轻链定量」，「火眼金睛第 11 期」

回复「淋巴细胞亚群」可查看「若能认识淋巴细胞亚群，想必是极好的」，「琳琅满目的 T 细胞亚群」「火眼金睛第 13 期」

回复「肾病综合征」可查看「一图读懂肾病综合征」

回复「肝癌」可查看「说新也不算新，原发性肝癌诊疗常规」

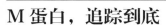

M 蛋白，追踪到底

——免疫固定电泳 & 游离轻链定量

作　者：陈茹萱
审　阅：北京协和医院血液内科 韩潇
关键词：免疫固定电泳，M 蛋白

小编按 /　看完上一篇的文章，大家是不是已经对"神秘的血清蛋白电泳"* 略知一二了？不要着急，真正要搞懂 M 蛋白，仅仅依靠血清蛋白电泳是不够的，大多还需要进行免疫固定电泳和游离轻链定量哦，快来一探究竟！

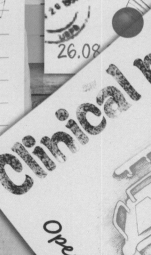

诊断 M 蛋白病多需要进行以下三种检查：

血清蛋白电泳（serum protein electrophoresis, SPEP）：

通过电泳分离血清蛋白，能发现血液中的 M 蛋白并量化。若 SPEP 阳性，需用免疫固定电泳确证。

血清免疫固定电泳（serum immunofixation electrophoresis）：

利用直接识别重链和轻链的抗体区分增多的免疫球蛋白是单克隆性还是多克隆性，并确定具体类型（如 IgG κ）。

血清游离轻链试验（serum free light chain assay）：

利用抗体识别低浓度的单克隆游离轻链（κ 或 λ），敏感性较高，但结果可能受到肾功能的影响。

1. 血清蛋白电泳（SPEP）

血清蛋白电泳是筛查血清中 M 蛋白的常用方法，但它存在两个不足之处：

（1）M 蛋白浓度低时敏感性不高（如轻链型骨髓瘤，SPE 可能阴性）。

（2）无法分辨重链及轻链的类型。

2. 血清免疫固定电泳

血清免疫固定电泳可以证实是否存在 M 蛋白，并明确其具体类型。

（1）血清免疫固定电泳的基本原理

正常的免疫球蛋白（Ig）单体由两条重链（H chain）和两条轻链（L chain）组成。根据重链的差异可将 Ig 分为五种类型：IgM、IgD、IgG、IgA 和 IgE，其相应重链分别为 μ、δ、γ、α 和 ε。而 Ig 的轻链有两种，κ 和 λ。

血清免疫固定电泳的方法是利用电泳将血清蛋白分离后，每份样品与一种针对特定重链或轻链的特异性抗体进行反应，常用的抗体包括抗 γ、α、μ 及抗 κ、λ 的抗体，与抗体发生免疫沉淀反应的条带会被染色，如图 3-2 所示。

免疫固定电泳的敏感性高于血清蛋白电泳，但它并不能反映 M 蛋白在血清中的浓度，因此需要与血清蛋白电泳配合使用。

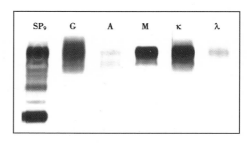

图 3-2　血清免疫固定电泳条带示意图

（2）免疫固定电泳的适应证

1）SPEP 发现 M 蛋白。

2）SPEP 正常，但临床怀疑多发性骨髓瘤、原发性淀粉样变性、巨球蛋白血症等疾病。

3）存在无法解释的感觉运动性周围神经病、肾病综合征、难治性心力衰竭、体位性低血压、腕管综合征、吸收不良，或其他提示原发性淀粉样变性的临床情况。

4）监测 M 蛋白病的治疗效果（尤其是 M 蛋白的浓度已降低到血清蛋白电泳检测不出的水平时）。

此外，由于常规免疫固定电泳只使用抗 γ、α、μ 的抗体，必要时还需要利用抗 δ 和 ε 抗体，除外 IgD 和 IgE 型单克隆免疫球蛋白的可能性。

3. 血清游离轻链定量

血清游离轻链定量是利用抗体识别低浓度的单克隆游离轻链（κ 或 λ），敏感性高于免疫固定电泳。

（1）血清游离轻链定量的适应证：M 蛋白病的诊断、病情和疗效监测、预测复发等。

（2）血清游离轻链定量受肾功能的影响：对于肾功能不全的患者（肌酐清除率 <60ml/min），肾脏对血清中游离轻链的清除减慢，血清游离轻链浓度随之增高。

拓展阅读：

[1] Rajkumar SV. Recognition of monoclonal proteins. http://www.uptodate.com/contents/recognition-of-monoclonal-proteins

▲　* 传送门

回复「血清蛋白电泳」可查看「神秘的血清蛋白电泳」,「火眼金睛第11期」

若能认识淋巴细胞亚群，想必是极好的

作　者：张磊楠

审　阅：北京协和医院肾内科　陈罡

关键词：淋巴细胞亚群

小编按 /　对于怀疑病毒感染的患者，查淋巴细胞亚群似乎是常有的事情。但查完之后问题来了……不会看啊！这可如何是好？这篇文章就带大家学习高大上的淋巴细胞亚群。

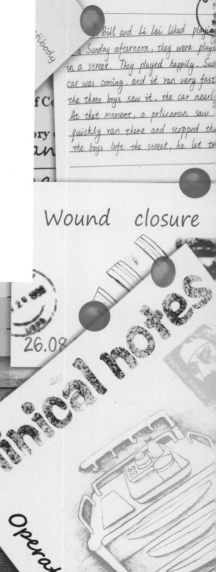

在开始之前，请大家首先回顾三个概念：

1. CD 是白细胞分化抗原，不同的 CD 代表着白细胞不同的
分化状态，由此区分不同的细胞类型。

2. 获得性免疫依靠 T、B 淋巴细胞，T 淋巴细胞主司细胞免
疫，B 淋巴细胞主司体液免疫。

T 细胞分为两种：CD4+ 的辅助性 T 细胞，CD8+ 的细胞毒性
T 细胞。辅助性 T 细胞又分为 Th1 和 Th2，前者针对细胞免疫
和迟发型超敏性炎症反应；后者辅助 B 细胞激活为浆细胞，参
与体液免疫。

3. NK 细胞参与的是固有免疫。

不同 CD 代表的细胞含义总结如下：

CD3+	T 细胞。
CD19+	B 细胞。
CD16+CD56+	NK 细胞。
CD3+CD4+	辅助性 T 细胞。由于 HIV 病毒特异性侵犯 CD4+ 细胞，所以 CD4+ 细胞计数对于 AIDs 的治疗效果和免疫功能判断有重要意义。
CD3+CD8+	细胞毒性 T 细胞，通过细胞裂解和细胞凋亡特异性的杀伤靶细胞。
CD4/CD8 比例	我们熟知的 CD4/CD8 倒置说明免疫功能抑制。
CD4+CD28+/CD4+、CD8+CD28+/CD8+	T 细胞功能亚群。CD28 是介导 T 细胞活化的第二信号，因此只有 CD28+ 的 T 细胞才是有功能的。
CD8+DR+/CD8+、CD8+CD38+/CD8+	CD8 细胞激活亚群。异常的 T 细胞激活往往提示存在病毒感染，激活的程度和感染的程度密切相关。
CD4+CD45RA+、CD4+CD45RA+62L+/CD4+	CD4 细胞纯真亚群。
CD4+CD45RO+、CD4+CD45RA-/CD4+	CD4 细胞记忆亚群。
CD4+CD25+CD45RO+/CD4+T 细胞	调节性 T 细胞亚群，比例升高，可能是对组织炎症坏死作出的反应，用以保护宿主。
CD95（Fas 受体）	是介导细胞凋亡的主要受体之一，凋亡亚群可评价细胞的凋亡情况。

CD4+ T 细胞激活过程（图 3-3）：

CD4+ T 纯真亚群经特异性抗原刺激后，可转变为记忆亚群，当再次暴露于相同抗原时能迅速参与对特异性抗原的有效免疫应答，根据纯真 / 记忆的比例可进一步揭示疾病对 CD4+T 细胞的影响。

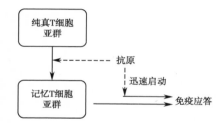

图 3-3 CD4+T 细胞激活过程示意图

拓展阅读：

[1] 吴东，李骥. 北京协和医院内科住院医师手册. 北京：人民卫生出版社，2012
[2] 李文娟，李太生. T 细胞免疫功能检测平台的建立及在感染性疾病中的应用. 协和医学杂志，2010, 1(1): 49-52
[3] 邢燕，宋红梅，李太生，等. 慢性活动性 EB 病毒感染外周血淋巴细胞免疫亚群变化特征的研究. 中华儿科杂志，2009, 47(6): 441-445

▲ *传送门

回复「淋巴细胞亚群」可查看「琳琅满目的 T 细胞亚群」，「火眼金睛第13期」

琳琅满目的 T 细胞亚群

作　者：张磊楠

审　阅：北京协和医院肾内科　陈罡

关键词：淋巴细胞亚群

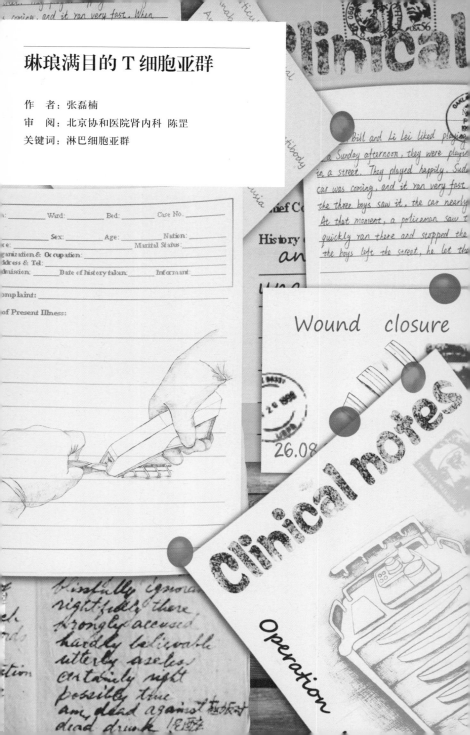

1. HIV 感染者的 T 细胞亚群特点

（1）CD4+T 及其纯真亚群数量显著减少。

（2）CD28 表达比例显著减低，即 CD4+T 细胞功能障碍。CD4+T 细胞 CD28 表达比例与 CD4+T 细胞计数呈显著正相关，与血浆病毒载量呈显著负相关。

（3）CD4+T 细胞 <200 时，CD4+T 纯真亚群及 CD28 表达下降较感染早中期更严重，异常的免疫激活更明显。

（4）CD8+ 细胞表达 CD38、DR 增加，免疫系统异常激活。CD8+T 细胞激活亚群 CD38、HLA-DR 表达比例与血浆病毒载量呈显著正相关，高表达提示为艾滋病晚期患者。

2. 慢性乙肝患者 T 细胞亚群特点

（1）CD4+T 细胞、CD8+T 细胞、CD4+CD28+T 细胞、CD8+CD28+T 细胞计数均减少，提示机体参加免疫反应的免疫活性细胞不足，导致机体清除病毒的能力降低。

（2）CD8+CD38+T 细胞比例升高，提示存在 T 淋巴细胞的明显激活，这可能正是肝细胞损伤的原因之一。

（3）CD4+CD45RA- 记忆 T 细胞比例显著升高，CD4+CD45RA+62L+ 纯真 T 细胞比例及计数均显著减少。

3. 急性 EBV 病毒感染 T 细胞亚群特点

（1）CD4+T 细胞、CD8+T 细胞均增加，说明感染急性期机体产生了免疫应答。

（2）功能亚群均减少，可能与已经活化的 T 淋巴细胞暂时无反应状态有关，CD28 下调可能对控制过度的炎症反应起重要作用。

（3）激活亚群增加，记忆 T 细胞比例增加，纯真 T 细胞比例减少。

4. 慢性活动性 EBV 病毒感染 T 细胞亚群特点

（1）CD4+T 细胞、CD8+T 细胞均减少，功能亚群下降不明显，是因为 T 细胞未能参与正常的免疫活化，缺乏急性感染时 CD28 下调导致的 T 淋巴细胞暂时无反应状态和控制过度的炎症反应，从而导致了免疫逃逸和过度免疫应答。

（2）激活亚群增加，效应记忆 CD4+T 细胞比例增加，效应记忆 CD8+T 细胞比例减少，假初始 CD8+T 细胞比例增加。这里出现假初始 CD8+T 细胞增高，原因可能是免疫逃逸造成的初始 T 细胞不容易转化为有效的特异性效应记忆细胞，而变成假初始细胞。

（3）纯真 T 细胞比例减少。

拓展阅读：

[1] 吴东，李骥. 北京协和医院内科住院医师手册. 北京：人民卫生出版社，2012
[2] 李文娟，李太生. T 细胞免疫功能检测平台的建立及在感染性疾病中的应用. 协和医学杂志，2010，01(1)：49-52
[3] 邢燕，宋红梅，李太生，等. 慢性活动性 EB 病毒感染外周血淋巴细胞免疫亚群变化特征的研究. 中华儿科杂志，2009，47(6)：441-445

▲ ＊传送门

回复「淋巴细胞亚群」可查看「若能认识淋巴细胞亚群，想必是极好的」,「火眼金睛第13期」

04 最实用

什么是实用的参考书？看过来！

本章介绍了超简易标记化验结果的方法，让你迅速搞懂血培养怎么做，一步一步教你读超声心动图报告，更妙的是，让儿科补液变得小儿科！

搞定血培养，我能

作　者：尹翩翔

审　阅：北京协和医院风湿免疫科　张婷

关键词：血培养

小编按 /　发热患者住院期间，常常需要抽血培养，于是抽血培养也就成为一线大夫最应当熟练掌握的技术之一。不过血培养什么时候抽？抽多少？怎么抽？这里面还是很多讲究的！

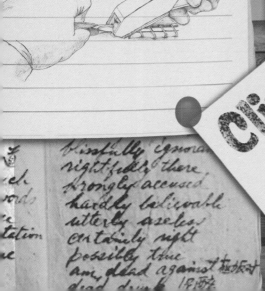

一、血培养指征

发热（≥38℃）或低温（≤36℃）

寒战

白细胞增多（>10 000/uL）或粒细胞减少（<1000/uL）

怀疑感染性心内膜炎（IE）

免疫功能低下的患者伴发热

突发精神萎靡的儿童或老年人

虚弱、精神状态错乱、体重突然下降的老年人

肾功能不全，无法解释的白细胞增多及精神状态改变

……

总之，不能除外感染，需明确感染病原菌。

二、采血时机

一般应在未用抗生素之前采血，若已用抗生素，应在下次应用抗生素之前采血。

曾有研究认为，热峰前 1h 左右菌量达高峰（图 4-1），因此临床推荐尽可能在患者寒战开始时，发热高峰前 30 ~ 60 分钟内采血。然而对于发热的病人，在发热前采血是否真的能够提高血培养阳性检出率这一问题，尚缺乏定论。

此外，只要怀疑 IE 就应抽血培养，不管有没有发热。

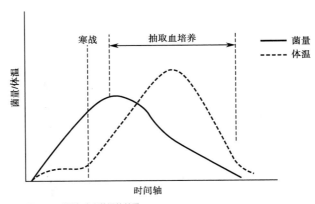

图 4-1　菌量与患者体温的关系

三、血培养瓶的种类

如图 4-2 所示，血培养瓶分为 3 种，保存条件如下：

采集标本前：于室温保存，切勿冷冻。如冷藏需恢复至室温使用。

采集标本后：尽快送微生物室，如无法及时送检，应置于室温，不能置于冰箱或温箱，以免影响检出。

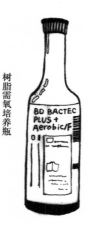
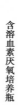
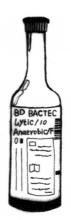
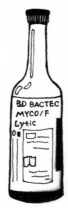

树脂需氧培养瓶　含溶血素厌氧培养瓶　结核菌/真菌培养瓶

图 4-2　血培养瓶的种类

四、采血量 （图4-3，表4-1）

1 套：一个穿刺点，1 瓶需氧（10ml）+1 瓶厌氧（10ml）。
每位成年患者一次采集 2 ～ 3 套血培养（40 ～ 60ml）。

应同时或短期(24h)内于不同部位采集 2 ～ 3 套，2 ～ 5 天内无需重复采集血培养。只有在怀疑感染性心内膜炎（IE）、金葡菌血流感染或导管相关血流感染（CRBSI）时，才有必要间隔多次采集血培养。

一套血培养为何选择需氧 + 厌氧呢？因为研究表明，需氧瓶 + 厌氧瓶组合检测出的葡萄球菌、肠杆菌科中某些菌及苛氧菌比一对需氧瓶多。真菌、铜绿假单胞菌、窄食单胞菌只在需氧瓶内生长。仅做需氧瓶培养，漏检的不仅是严格厌氧菌，也会影响兼性厌氧菌的分离率。

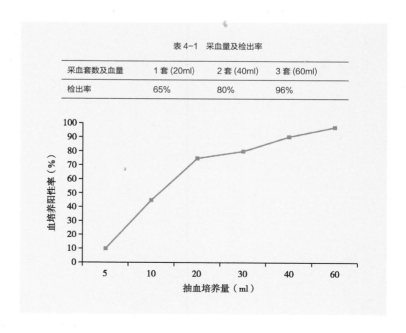

表 4-1 采血量及检出率

采血套数及血量	1 套 (20ml)	2 套 (40ml)	3 套 (60ml)
检出率	65%	80%	96%

图 4-3 采集血液量与阳性率的关系

五、采血部位

1. 未留置中心静脉导管时

   从 2~3 个不同部位各采集一套血培养，切忌在静滴抗菌药物的静脉处采血。

2. 留置中心静脉 – 保留导管

   1 套导管血（需氧 + 厌氧）、1 套外周血（需氧 + 厌氧），间隔 <5 分钟。

   外周血（+），导管血（+），且分离的菌种相同，导管血（+）报警时间比外周血（+）报警时间早 ≥ 120min，又没有其他明确感染源，则提示为血管内导管相关感染。

   外周血（+），导管血（+），导管血（+）报警时间比外周血（+）报警时间早 <120min，2 套获得鉴定与药敏谱相同的分离株，仍有可能为 CRBSI。

   仅导管血（+），不能判断是否为 CRBSI，提示导管有细菌定植或采血过程有污染。

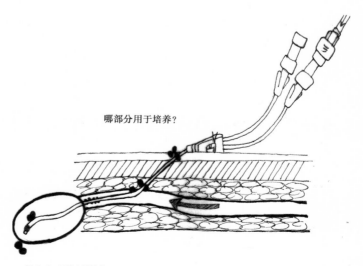

哪部分用于培养？

图 4-4　导管尖端培养

3. 留置中心静脉－拔除导管

一套导管血、一套外周血，无菌操作拔除导管，取导管尖端（图4-4）和导管皮下段采用Maki半定量法进行培养。

外周血（+），并且导管培养（+）（半定量，≥ 15个菌落），血培养与导管培养菌种相同，提示为CRBSI。

外周血（+），并且导管片段（−），无法判断。但如果血培养分离株为金黄色葡萄球菌或白色念珠菌，并且没有其他明确的感染源，仍然提示为CRBSI。

外周血（−），但导管片段（+）（无论培养出多少个菌落），提示为导管定植而非CRBSI。

外周血和导管片段（−），则不可能是CRBSI。

六、采血流程 *

Step 1　消毒 *——采血前质量保证

皮肤：首选70%异丙醇（或乙醇）消毒并待干，然后用主要消毒剂（碘酊、碘伏等）消毒并作用足够时间（1%~2%碘酊30s，碘伏1.5~2min），整个过程要求严格无菌操作。

血培养瓶：弃去培养瓶金属盖，70%酒精消毒血培养瓶橡皮塞，待干60s。

Step 2　穿刺取血

在穿刺前或穿刺期间，防止静脉滑动，戴手套固定静脉，不可接触静脉穿刺点。

用注射器无菌穿刺取血后，勿换针头直接注入血培养瓶（如果行第二次穿刺，应换针头）。

若血量充足，先注厌氧瓶，后注需氧瓶（以避免空气进入厌氧瓶）。

若血量不足，优先注入需氧瓶10ml，剩余注入厌氧瓶（真菌、铜绿假单胞菌、窄食单胞菌只长在需氧瓶内）。

血样接种到培养瓶中，轻轻颠倒混匀培养瓶以防血液凝固。

血培养瓶立即送实验室，任何延迟都会延迟或阻止检测细菌的生长。

血培养瓶保留在室温不得超过数小时，被接种后不得冷藏或冷冻。

七、如何解读血培养报告（表 4-2）

单次阳性结果很可能为真正致病菌：草绿色链球菌，肺炎链球菌，金黄色葡萄球菌，肠杆菌，铜绿假单胞菌，白念珠菌。

即使阳性也不太可能是致病菌：棒杆菌属，非炭疽芽孢杆菌属，痤疮丙酸杆菌属。

单次阳性的凝固酶阴性葡萄球菌意义不确定（根据报警时间、临床情况、复查结果判断）。

多次血培养为同一种菌或与其他体液培养结果一致可排除污染可能。

一般超过 72 小时报警多为污染菌。

假阳性：不正确采血，实验室操作，白细胞过多，过量的血量。

假阴性：苛养菌（布氏杆菌，HACEK），真菌，非发酵菌，使用抗生素。

表皮葡萄球菌的临床意义

标本被污染：　皮肤定植的细菌没有被杀死，这些细菌将通过针头被吸入血培养瓶并在瓶中生长。

存在感染：　这些细菌（主要为凝固酶阴性葡萄球菌）引起了导管相关性败血症。

表 4-2　解读血培养报告

采血数	阳性数	临床意义（%）	污染可能性（%）	不确定（%）
1	1	0	97	3
2	1	2	95	3
2	2	60	3	37
3	1	0	100	0
3	2	75	0	25
3	3	100	0	0

（感谢周炯老师对本文的帮助）

拓展阅读：

[1] Mylotte JM, Tayara A. Blood Cultures: Clinical Aspects and Controversies. Eur J Cli Microbiol Infect Dis, 2000, 19(3): 157-163
[2] 中华医学会检验医学分会 . 临床微生物学血培养规范 . 中华检验医学 , 2004, 27(2): 124-126
[3] Bennett IL, Beeson RB. Bacteremia: a consideration of some experimental and clinical aspects. Yale J. Biol. Med, 1954, 262: 241–262
[4] Riedel S1, Bourbeau P, Swartz B, et al. Timing of specimen collection for blood cultures from febrile patients with bacteremia. J Clin Microbiol, 2008, 46(7): 2475
[5] Cockerill FR III, Wilson JW, Vetter EA, et al. Optimal testing parameters for blood cultures. Clin Infect Dis, 2004, 38(12): 1724-1730
[6] Weinstein MP. Current blood culture methods and systems: clinical concepts, technology, and interpretation of results. Clin Infect Dis, 1996, 23(1): 40-46
[7] O'grady NP, Alexander M, Dellinger EP, et al. Guidelines for Prevention of Intravascular Catheter-Related Infections. Am J Infect Control, 2002, 30(8): 476-489
[8] Tokars JI, Richards C, Andrus M, et al. The changing face of surveillance for health care-associated infections. Clin Infect Dis, 2004, 39(9): 1347-1352
[9] 北京协和医院院感办 周炯《血培养的标准操作流程 .ppt》
[10] 北京协和医院院感办 周炯《血标本的规范采集 .pdf》
[11] 北京协和医院内科张晟瑜《血培养 Q&A.ppt》

▲　＊传送门

回复「血培养」可查看「血培养一次抽 2～3 套？ 有没有搞错！」,「血培养可不是越多越好」
回复「抽血」可查看「先抽紫管还是蓝管？——采集管全知道」
回复「消毒」可查看「消毒 1 分钟，真的有效吗？」

不慌不忙，我也是"超声心动"读片王

作　者：陆逸云
审　阅：北京协和医院心内科　杨德彦
关键词：超声心动

小编按／　江湖上流传着这么一个传说，很多大夫看超声心动报告，只看（得懂）射血分数……说起来这么多参数，只看得懂 EF，想必也是很羞羞的。那么就让我们一起来学习一下超声心动怎么读吧！

对于一个初入病房的实习医师而言，常常对着一份超声心动图的报告感到怅然。只看结论感到过于被动，想读得更加细致又不知从何下手。本文以北京协和医院的 Echo 诊断报告为例，浅析 Echo 的报告框架，为大家提供一点指引。

Echo 报告可大致分为四部分：患者资料，测量结果，描述性报告，结论性报告。

读取 Echo 报告我们需要做的，就是从测量结果与描述性报告两部分提取所需，来评估心脏的形态结构以及功能。

下面让我们来看第一步：

1. 形态结构（图 4-5）

心脏各腔室大小以及心肌厚度均会给出测量值，不同的地区，不同的医院均有不同的参考值范围。遗憾的是，目前尚无以中国人群为基础的正常值参考范围。

北京协和医院的参考值如下：

升主动脉 20~37mm

室间隔 6~11mm

左心房 19~39mm（前后径）

左心室 35~55mm

肺动脉 15~26mm

右心室 <30mm（前后径）

右心房 34~49mm（上下径）; 25~42mm（左右径）

另外，Echo 报告中还有超声医师对心脏形态和结构的具体描述，可有助于某些疾病的诊断。

心梗后患者超声下可见"节段性室壁运动异常"（RWMA），甚至"室壁瘤"等严重的并发症。

瓣膜病相关的瓣膜破坏、赘生物形成。

心脏淀粉样变在超声下可见心肌内强回声。

此外，Echo 不仅可以判断心包积液的多少，还能观察积液内是否有分隔、絮状物形成等。

直观地观察心脏的形态结构是 Echo 的一大优势，它的另一大优势则是评估心脏功能。

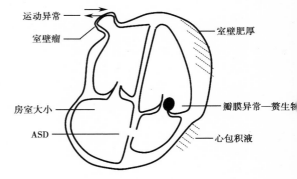

图 4-5 心脏的形态结构与功能的联系

2. 评估心功能

A. 左室收缩功能

最常用的参数为 EF 值（左室射血分数）。

EF = (EDV–ESV) / EDV，EDV 为左室舒张末体积，ESV 为左室收缩末体积，心室腔体积根据内置算法求得。EF 值反映的是左心室每一次收缩，能把心室内的血液泵出去多少。

参考范围：

· 正常：EF>55%

· 轻度异常：EF 45%~54%

· 中度异常：EF 30%~44%

· 重度异常：EF<30%

【小试牛刀】

患者 A，超声心动图报告部分结果如下所示：

升主动脉 26mm

右室前后径 19mm

左室舒张末内径 47mm

左室射血分数 50%

根据参考范围可知该患者的左室收缩功能是受损的，属于轻度异常。

B. 左室舒张功能

最常用的参数为 E/A 值，E：左心室舒张早期二尖瓣最大血流；A：左心房收缩期二尖瓣最大血流，表现在超声上是 E 波和 A 波的波峰。

心房血液向心室充盈，是由于心室主动舒张和心房收缩两方面做功。正常来说，左心室的主动舒张占主要作用，所以 E 比 A 大。E/A 正常值应为 1~2。

当心室的主动舒张能力下降，即松弛功能减低时，舒张导致的血流速度减慢，E/A<1。

但当心室的顺应性下降时，心房收缩做功难以使心室的容积产生变化，同样的收缩时间，进入左心室血流速度也就慢，表现为 E/A 比值升高。

参考范围：

- E/A 1~2：正常值
- E/A<1：心室松弛功能减低
- E/A>2：限制性舒张功能减低

【小试牛刀】

患者 B，超声心动图报告部分结果如下所示：
左室舒张末内径 36mm
左室射血分数 62%
E/A 0.6

根据参考范围可知该患者的左室松弛功能减低。

C. 肺动脉压力

肺动脉压力可从侧面提示右心功能，Echo 上估测肺动脉压的方法主要是测定三尖瓣的反流速度，通过简化伯努利方程计算所得。

根据估测的肺动脉收缩压可对肺动脉高压的患者进行粗略的定量，请注意与右心漂浮导管所测的肺动脉压相区别：

· 轻度：40~50mmHg
· 中度：50~70mmHg
· 重度：>70mmHg

看到这里，你对如何阅读一份 Echo 报告有概念了吗？不慌不忙，多读多练，勤向上级医师请教才是真把式哦。

▲ * 传送门

回复「超声心动」可查看「面面俱到，再探超声心动图」

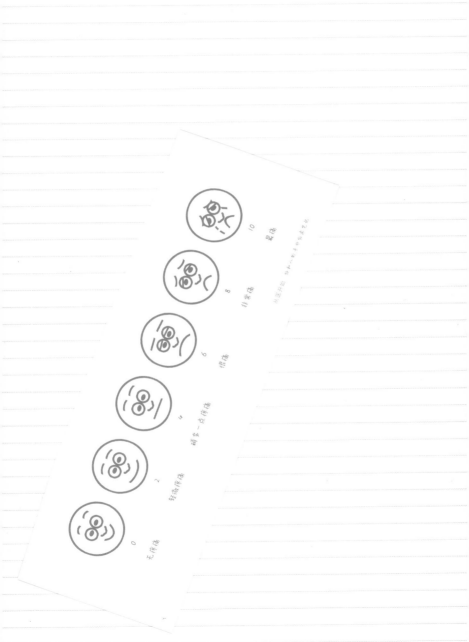

无痛
0

轻微疼痛
2

疼痛一点像中度疼痛
4

很痛
6

非常痛
8

剧痛
10

疼痛评估脸谱图(改良版)

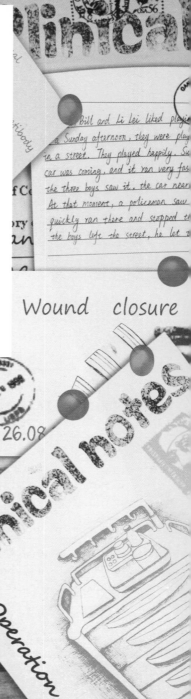

儿科补液，不能胡来

作　者：张磊楠

审　阅：北京协和医院儿科 苟丽娟

关键词：补液

小编按 / 　每个儿科大夫必须熟稔于心的，就是小儿补液方法了，在任何情况下都可能用得上。那儿科补液怎么补？"三定、三先、两补"分别指的是什么？我们一起来看看这篇文章吧！

当我们遇到一个由于各种原因脱水的患儿，
需要如何补液？一共分为三步。

1. 根据一般情况评估脱水程度（表4-3）

表4-3 脱水程度的评估

症状和体征	轻度脱水	中度脱水	重度脱水
失水量占体重比例	<5%	5%~10%	>10%
一般状态	精神稍差	萎靡烦躁	淡漠昏迷
皮肤黏膜	弹性尚好 稍干燥	弹性差 干燥	弹性极差 干燥
前囟眼窝	稍凹陷	凹陷	明显凹陷
眼泪唾液	有	少	无
尿量 *	稍少	减少	极少或无尿
循环状态	四肢温暖 无休克	四肢稍冷 心率增快	四肢厥冷、皮肤发花 HR↑，BP↓

* 尿量是最容易观察和回忆的病史，在临床中最为实用。

2. 根据血气、电解质结果评估脱水的渗透压类型和合并症

（1）渗透压类型判断（根据血清钠浓度）*

低渗　　<130mmol/L（脱水症状最严重，休克早，脑水肿）

等渗　　130 ～ 150mmol/L

高渗　　>150mmol/L（脱水症状相对轻，口渴重，精神症状明显，循环障碍不明显，脑血管扩张）

（2）合并症判断

代酸　　代谢性酸中毒是最常见的酸碱紊乱，但有时也可出现代碱。

代酸原因：腹泻丢碱，酮体产生，乳酸堆积，尿量减少。

代酸分度（根据 HCO_3^-）：

　　轻度：13 ～ 18mmol/L

　　中度：9 ～ 13mmol/L

　　重度：<9mmol/L

低 钾　（血清钾 <3.5mmol/L）*

　　原因：摄入不足、腹泻呕吐丢失、钾分布异常。

　　表现：心律不齐，心电图出现 U 波；精神不振，肌无力，肠鸣音降低，腱反射消失；肾浓缩功能减低，多尿夜尿。

警惕

由于钾异常分布，脱水酸中毒未纠正时血钾相对不低，纠正脱水后常伴低钾！

低 钙　（血清钙 <1.75 ～ 1.88 mmol/L，即 7 ～ 7.5mg/dl）*

　　血清钙：正常值为 2.25 ～ 2.75mmol/L，即 9 ～ 11mg/dl。血清钙（生化检查中的钙）包括游离钙和蛋白结合钙。当 Alb 低时，需要进行校正：

　　校正后［Ca］=［4.0–Alb（g/dl）］×0.2+ 实测［Ca］（mmol/L）

　　游离钙：即血气检查中的钙，为真正起作用的钙，游离钙低于 1.0 mmol/L（4mg/dl）也称为低钙血症。

　　低钙表现：手足搐搦、喉痉挛、全身惊厥。

低 镁　补钙后症状不缓解，及少数佝偻病和营养不良患儿要考虑低镁。

3. 根据脱水程度、脱水类型、并发症确定补液的方式、速度等

（1）门诊患儿，轻中度脱水，且非新生儿，无明显呕吐、腹胀及其他严重并发症：口服补液盐（ORS）。

（2）中度以上脱水、吐泻重或腹胀：静脉补液。

（3）重度脱水伴明显周围循环衰竭：先扩容。

定　量　　20ml/kg，总量 ≤ 300ml。

定　性　　2：1 等张含钠液（2 份 0.9%NS+1 份 1.4%NaHCO$_3$），
　　　　　酸中毒严重可用 1.4%NaHCO$_3$。

定　时　　30 ~ 60 分钟输入。

补液原则

三　定　　定量、定性、定速。

三　先　　先盐后糖、先浓后淡、先快后慢。

两　补　　见尿补钾、见痉（抽搐）补钙。

定　量　　补液总量：轻度 90~120 ml/kg，中度
　　　　　120~150 ml/kg，重度 150~180 ml/kg。
　　　　　其中包括
　　　　　① 累计损失：轻度 30~50ml/kg，中度
　　　　　50~100ml/kg，重度 100~120ml/kg。
　　　　　② 继续丢失 10~40ml/kg。
　　　　　③ 生理需要 60~80ml/kg。

定　性　　补液性质：低渗脱水 2/3 张，等渗脱水
　　　　　1/2 张，高渗脱水 1/3 张。
　　　　　脱水纠正后应改张力为 1/4~1/5 张。

定　速　　总量前 1/2 在 8~12h 内输完，轻 - 中 - 重
　　　　　度速度分别为 8-10-12ml/（kg·h）。
　　　　　总量后 1/2 在 12~16h 内输完，速度为 5ml/
　　　　　（kg·h）。

4. 并发症处理

（1）纠酸　　　pH<7.3 可用碱性液，5% $NaHCO_3$（ml）=（−BE）×0.5× 体重（kg）。因机体可代偿，首次补半量。给予 1.4% $NaHCO_3$ 每公斤体重 3ml，可提高 HCO_3^- 1mmol/L。

（2）补钾　　　6h 内有尿可补钾。

　　　　　　　静脉 KCl 浓度 ≤ 0.3%，新生儿 0.15%~0.2%（最多不超过 0.3%）。

　　　　　　　氯化钾 100~300 mg/（kg·d）。

　　　　　　　全日钾量应 ≥ 6~8h 给入。

　　　　　　　低钾血症应持续给钾 4~6 天。

　　　　　　　病情好转改口服，饮食达 1/2 正常量可停补。

（3）补钙　　　10% 葡萄糖酸钙 5~10ml 等量稀释后缓慢静脉注射（同时监测心率）。

（4）补镁　　　补钙后症状无改善，25% 硫酸镁 0.1ml/kg，深部肌注。

拓展阅读：

[1] 薛辛东 . 儿科学 . 第 2 版 . 北京：人民卫生出版社，2010

▲　* 传送门

回复「补液」可查看「补液，"正好"才是真的好」，「道理我都懂，但电解质紊乱怎么补液？」
回复「营养」可查看「常用肠外营养数据小全」，「几张图搞懂术后营养支持」，「手把手教你肠外营养」，「营养液，让身体 duang 起来」
回复「电解质紊乱」可查看「钠钾平衡紊乱」，「高钾的世界你不懂」，「火眼金睛第21期」，「道理我都懂，但电解质紊乱怎么补液？」

暗号还是密码？快速标记化验单

作　者：余芝芝

审　阅：北京协和医院内科 王为

关键词：化验单

小编按 /　标记化验单，可以说是实习、见习小弟 / 小妹们的日常重要工作之一。本文旨在教你偷懒的方法，你可知临床工作中有一些约定俗成的缩写已经慢慢形成……

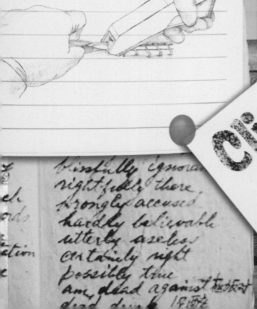

血常规

血常规中常规标注
N%，如果有其他白
细胞比例明显异常
的，再在 N% 下面标
出，如灰色部分所示。

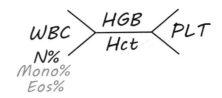

WBC ⟩ $\dfrac{HGB}{Hct}$ ⟨ PLT

N%
Mono%
Eos%

凝血 *

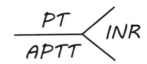

$\dfrac{PT}{APTT}$ ⟨ INR

血气

$PH \Big/ CO_2 \Big/ O_2 \Big/ HCO_3^-, Lac$

肝肾功、电解质

AST $\times$ ⟨ ALT
TBil
ALP

$\dfrac{Na}{K} \Big| \dfrac{Cl}{HCO_3^-} \Big| \dfrac{BUN}{Cr}$ ⟩ Glu

Ca
Mg
P

▲　* 传送门

回复「凝血」可查看「五张图教你掌握凝血因子，再也不用怕记不住了！」

05 最手把手

一个医学生的成长中，或许没有实验，没有科研，没有文章，但每个稚嫩小医生的身后，总有那些手把手指引我们的老师们，不曾缺席。

从临床的点滴细节开始，到系统地讲述造影剂结束，本章无疑是本书最具"传帮带"*意味的一部分。

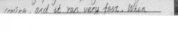

我是经典语录的搬运工

作　者：陆逸云
审　阅：北京协和医院呼吸内科　留永健
关键词：语录

小编按 /　有时书中反反复复的识记，临床上兜兜转转的探索，不如上级大夫一两句话的点拨。几乎每个小大夫，都有自己的小本子，有的人写满后就匆匆忘记，有的人却有心地整理、记录了下来。这一篇，就是一位实习同学对主治大夫语录的整理。这些记录下的身教言传，为我们的成长打开了一扇明亮的窗。

支气管扩张症——"定期割草"

支气管扩张症的患者，由于支气管结构改变，难以彻底引流，容易滋生多种致病菌。最常见如铜绿假单胞菌，一旦在扩张的支气管内定殖并形成生物膜，很难将其彻底清除。而且一个患者体内的铜绿假单胞菌，会同时有多种菌株，在抗生素的干预下，耐药菌和敏感菌株轮流"坐庄"。

短期抗生素治疗可以使感染得到一定程度的控制，但仍会剩下部分不能被杀灭的耐药菌株，过一段时间之后敏感菌又会像杂草一样重新繁殖生长。我们可以像对待草坪一样处理，定期割草，每 1~2 个月应用一个疗程抗感染治疗，使活跃的、毒力更强的菌株始终处于较低的负荷。实际上，该策略在囊性纤维化患者的身上得到了验证，定期使用抗生素 * 显著提高了患者寿命。

当上帝打开那扇窗的时候，其实因为他事先把门给关了
——关于细菌的耐药与致病性

这句话演绎于"When God closes a door, somewhere he opens a window"。人类和自然界的各种微生物都是漫长的进化选择的结果。亿万年来，细菌从来没想到会遇到抗生素。

在没有抗生素干预的情况下，野生致病菌的毒性和攻击力是最强的，例如猪链球菌和金葡菌可以迅速导致组织坏死和严重的全身脓毒表现。但这些细菌往往对最基础的抗生素高度敏感。

另一方面，在抗生素的压力下筛选出来的耐药细菌，实际上原来是细菌中的"残疾人"，毒性和致病力远低于不耐药的野生菌。较常见的如不动杆菌和耐药的假单胞菌，往往只是定殖而不是破坏性感染，我们不见得非要对其进行治疗。

心衰！心衰！心衰！

对一般情况不好，长期住院的老年患者，要始终注意有无充血性心衰的情况。"患者心脏挺好的，既往没有心脏病史"，或者"心脏彩超 * 做了，没问题"是常见的麻痹大意。

"熟视无睹"：临床工作中常犯的错误

"端坐呼吸"四个字写出来时，即使是实习医生都知道要考虑什么病。但临床上确实见到好多患者就是那么坐着呼吸窘迫，主管医生却一直没有关注病人的出入量和心脏情况。

长期卧床患者的水肿观察

腰骶部正中间并不是理想的观察部位。应该重点观察腹壁两侧的皮肤，可能会发现在靠近床面的部位，皮肤与脐周相比有明显增厚，这一般是由皮下水肿引起的。有些患者上肢的下垂部位也会有显著水肿 *。

顽固性咳嗽

部分慢性咳嗽的患者，我们已经明确其肺部病变且采取了相应的治疗，但仍有严重的顽固性咳嗽，与对已知肺病的预期不符。这种情况下我们可以暂且忽略已知的肺部病变，按照"慢性咳嗽"的鉴别诊断重新分析一次，往往患者存在气道高反应或胃食管反流的情况而事先未被发现。

无创通气的舒适度

无创通气的面罩作为一个外加设备，佩戴时具有不舒适性。但对严重呼吸窘迫的患者来说，面罩的不舒适性与无创通气对呼吸困难的缓解作用相比，几乎可以忽略，所以患者本能会愿意接受无创通气支持。

但治疗一段时间以后，有时会见到患者反而不能再耐受面罩的情况，这可能是呼吸功能改善的表现。呼吸困难的程度显著降低以后，患者对戴面罩本身引起的不舒服更在乎了。

鼻胃管与误吸的悖论

若患者一般情况弱，存在呛咳的风险，留置鼻胃管可以避免进餐误吸导致肺炎。但鼻胃管可能刺激鼻咽分泌物增多，并且干扰患者的咳嗽动作，黏痰不易咳出，反而导致上呼吸道更脏，照样有误吸感染的风险。

肺泡蛋白沉积症（PAP）：实际上用"哈密瓜皮征"描述更形象。

血源播散性肺结核*：由于HRCT的普及，我们可能见到的更多是"细沙粒性肺结核"，而不是"粟粒性肺结核"。

肺结节病：肺门淋巴结明显肿大时，胸部平片上看就像挂着两个大土豆。

小叶中心性结节与肺纹理的关系：树枝的最末梢长出小树芽或树叶。

淋巴管周边性结节与肺纹理的关系：枝干上直接缠绕着寄生藤，毛糙不光滑。

慢性过敏性肺炎（CHP）：可见肺纹理和支气管的扭曲收缩，CT的轮廓像"蝙蝠侠"的标志。

▲　*传送门

回复「抗生素」可查看「挑战抗生素」

回复「超声心动」可查看「不慌不忙，我也是超声心动读片王」，「面面俱到，再探超声心动图」

回复「利尿剂」可查看「小小药物本领高，降压利尿水肿消」

回复「结核」可查看「T-SPOT.TB，这些年都拼错了吗」，「TB-SPOT.TB一个字都不能少！」，「T-SPOT.TB标本送检」

增强 CT 对比剂，你得知道这"碘"事儿

作　者：北京协和医院放射科　孙昊

关键词：增强 CT

小编按 /　增强 CT 大家都非常熟悉了，不过，接下来这几篇关于增强 CT 的知识，一定有你不知道的内容！小编从字里行间，还可以看到领导耳提面命的样子！

在临床医疗工作中，我们基本每天都会接触到增强 CT。对于增强 CT 这一"下里巴人"的检查方法，有什么"阳春白雪"的事情需要临床医生知道呢？

增强 CT 对比剂通过静脉给药，临床上广泛应用的是含碘对比剂，其基本结构为三碘苯环衍生物。

对比剂必须具备两个特性：吸收 X 线和结构稳定。前者决定了其成像能力，后者保证了其血管内使用的安全性。

碘原子量大，吸收 X 线性能较强。碘与苯环键合，结构非常稳定。而且，苯环结构具有多个有效侧链结合点，提供了不断改进分子结构、提高亲水性能和降低毒副作用的可能性。

碘对比剂按照不同性质可分为三类：

离子型、非离子型对比剂（离子型碘对比剂由于毒副作用大、过敏反应多，现已不在血管内使用）。

单体、二聚体对比剂。

高渗、次高渗和等渗对比剂。

不同类型碘对比剂的特点见表5-1。

临床上主要选用等渗或次高渗的非离子型对比剂。
其中，等渗对比剂的特点主要是舒适度较好，但价格较高，在对肾功能的影响及引起过敏反应方面与次高渗对比剂无明显差异。

我们在使用碘对比剂前，首先应该知道使用碘对比剂的禁忌证。

绝对禁忌证：甲状腺功能亢进尚未治愈。

应慎用碘对比剂的情况：

心肺疾病：肺动脉高压、支气管哮喘、心力衰竭。

骨髓瘤和副球蛋白血症：使用碘对比剂后易发生肾功能不全。

高胱氨酸尿：碘对比剂可引发患者血栓形成和栓塞 *。

应避免大剂量或短期内重复使用碘对比剂，使用对比剂前应充分水化。对妊娠和哺乳期妇女来说，孕妇可以使用，但胎儿出生后应注意其甲状腺功能。目前资料显示碘对比剂极少分泌到乳汁中，因此不影响哺乳。

表 5-1　不同类型碘对比剂的特点

分类	结构	通用名	常见商品名	分子量	碘含量 (mg/ml)	渗透压 (mOsm/kg·H₂O)
第一代 （高渗）	离子型 单体	泛影葡胺	安其格纳芬	809	306	1530
第二代 （次高渗）	非离子型 单体	碘海醇	欧乃派克	821	300/350	680/830
		碘帕醇	碘必乐	777	300/370	616/796
		碘普罗胺	优维显	791	300/370	590/770
		碘佛醇	安射力	807	320/350	720/790
		碘美普尔	典迈伦	777	300/400	521/726
	离子型 二聚体	碘克酸	海塞显	1270	320	600
第三代 （等渗）	非离子型 二聚体	碘克沙醇	威视派克	1550	320	290

OK！你管的病人没有使用碘对比剂的禁忌证，那么我们就大胆豪放地用吧……这个，其实不太合适。建议大家有时间看看各种碘对比剂的说明书，碘对比剂也是一种药物，是药物我们就得知道它的不良反应，在用药前我们得向病人交代清楚。下一篇会向大家介绍碘对比剂有什么不良反应。

拓展阅读：

[1] 中华医学会放射学分会对比剂安全使用工作组.碘对比剂使用指南（第2版）.中华放射学杂志，2013, 47(10): 869-872
[2] 中华医学会放射学分会，中国医师协会放射医师分会.对比剂使用指南（第1版）.中华放射学杂志，2008, 42(3): 320-325

▲　* 传送门

回复「增强 CT」可查看「同学，带你见识一下三维重建」，「天使还是魔鬼？碘对比剂不良反应」，「碘对比剂没那么可怕」，「如何应对碘对比剂不良反应」
回复「血栓」可查看「怎么这么弹？解读血栓弹力图」

天使还是魔鬼？碘对比剂不良反应

作　者：北京协和医院放射科 孙昊

关键词：增强 CT

小编按 /　上一篇给我们介绍了碘对比剂的分类和使用的禁忌证，这篇我们一起了解一下碘对比剂的不良反应吧！

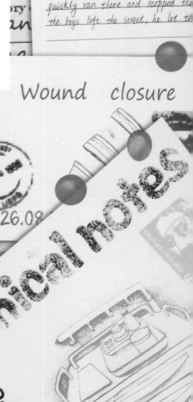

增强 CT 检查时碘对比剂通过静脉内注射；血管造影（DSA）时碘对比剂通过动脉内注射；碘对比剂经血管外各种通道（如口服、经自然通道或人工通道或病理通道）输入时，可能被吸收进入血液循环。因此，不论血管内还是血管外用药，都可能产生与血管内用药相同的不良反应。

1. 对比剂肾病（contrast-induced nephropathy, CIN）是指排除其他引起血清肌酐 * 升高的原因，血管内途径应用碘对比剂后 2~3 天内血清肌酐升高至少 44 μmol/L 或超过基础值 25%，发生 CIN 的风险见表 5-2 及表 5-3。

（1）CIN 的发生机制
CIN 的发生机制目前只有上帝知道，人类推测可能的相关因素包括对比剂的化学毒性、渗透毒性和黏滞度相关毒性等。由于现在使用的含碘对比剂均为非离子型对比剂，化学毒性较小，所以对比剂渗透压及黏滞度在 CIN 发生中起着重要作用。

1）渗透压：渗透压高于血液渗透压的对比剂会致肾血管收缩，从而导致渗透性利尿。

2）黏滞度：黏滞度较高的对比剂可引起微循环的血流一过性减慢，导致肾小管阻力增加，肾间质压力增大，引起髓质血流减少。

表 5-2　CIN 危险因子积分预测（上）

危险因素	评分
高血压	5
主动脉内球囊	5
充血性心力衰竭	5
年龄 ≥ 75 岁	4
贫血	3
糖尿病	3
对比剂用量（每 100ml）	1
血肌酐浓度 >1.5mg/dl（1mg/dl=88.4 μmol/L）	4
肾小球滤过率 [ml/(min · 1.73m²)]	
41~60	2
20~40	4
<20	6

表 5-3　CIN 危险因子积分预测（下）

风险评分	CIN 风险	透析风险
≤ 5	7.5%	0.04%
6 ~ 10	14.0%	0.12%
11 ~ 15	26.1%	1.09%
≥ 16	57.3%	12.6%

患者每次增强 CT 检查所能接受的最大对比剂用量可以这么评估：推荐的最大对比剂用量 = 5ml × 体重 (kg) / 基础血清肌酐 (mg/dl)。两次对比剂应用间隔时间最好在 14 天以上。

（2）预防

预防 CIN 最好的方法是水化，目前尚无任何一种药物经过权威机构验证可以降低 CIN 的发生，血液滤过预防 CIN 的作用有待进一步证明。

其实增强 CT 后患者发生 CIN 多为一过性，血清肌酐在给药后 3 天达到峰值，10 天左右多回到基线水平，如果静脉注射含碘对比剂后 24 小时内血清肌酐水平增加不超过 0.5mg/ml，则预示发生 CIN 的概率不大。CIN 的转归与肾功能减退严重程度及患者状况有关，肾功能严重障碍者可造成不可逆的结果。

2. 含碘对比剂血管外渗是另一个我们需要重视的问题。

（1）发生原因

1）与技术相关的原因包括使用高压注射器和注射流率过高。

2）与患者相关的原因包括不能进行有效沟通配合、被穿刺血管情况不佳、淋巴和（或）静脉引流受损等。

（2）预防

以下几点有利于预防碘对比剂血管外渗：

1）静脉穿刺选择合适的血管，细致操作。

2）使用高压注射器时，选用与注射流率匹配的穿刺针头和导管。

3）对穿刺针头进行恰当固定。

4）与患者沟通，取得配合。

3. 碘对比剂可能造成多种全身不良反应。

（1）患者发生碘对比剂全身不良反应的危险因素主要包括以下几点：

1）既往有使用碘对比剂全身不良反应病史，症状包括荨麻疹、支气管痉挛、血压明显降低、抽搐、肺水肿等。

2）哮喘。

3）与治疗现疾病有关药物相互作用而引起的过敏反应。

（2）碘对比剂全身不良反应可分为三种：

1）急性不良反应：注射对比剂后 1 小时内出现，最常见。轻度可表现为皮疹、皮肤潮红、恶心呕吐、鼻塞等，重度可引起致命性心律失常、喉头水肿、惊厥、抽搐、意识丧失甚至呼吸心跳骤停等。

2）迟发不良反应：注射对比剂后 1 小时后 ~1 周内出现。可表现为恶心、呕吐、头痛、骨骼肌肉疼痛、发热等。应注意的是，许多症状与对比剂应用无关，须注意鉴别！与其他药疹类似的皮肤反应是真正的迟发性不良反应，它们通常为轻度至中度，且为自限性，处理措施为对症治疗，与其他药物引起的皮肤反应的治疗相似。

3）晚迟发不良反应：通常在注射对比剂后 1 周后出现，或可引起甲状腺功能亢进，偶见于未经治疗的 Grave's 病或结节性甲状腺肿患者（年老和 / 或缺碘者）。

因此在临床医疗工作中，大家要重视增强 CT 碘对比剂的各种不良反应，除了认识急性不良反应的症状外，还要了解迟发性和晚迟发性不良反应，遇到以上情况时要想到可能是由碘对比剂所引起。

若患者在行增强 CT 后很快离院，须叮嘱患者出现以上迟发性和晚迟发性不良反应时，要及时就医并向医生提供近期行增强 CT 的病史。

拓展阅读：

[1] 中华医学会放射学分会对比剂安全使用工作组 . 碘对比剂使用指南 . 第 2 版 . 中华放射学杂志 , 2013, 47(10)：869–872

[2] 中华医学会放射学分会 , 中国医师协会放射医师分会 . 对比剂使用指南 . 中华放射学杂志 , 2008, 42(3)：320–325

▲ ＊传送门

回复「增强 CT」可查看「同学，带你见识一下三维重建」,「天使还是魔鬼？ 碘对比剂不良反应」,「碘对比剂没那么可怕」,「如何应对碘对比剂不良反应」
回复「肌酐」可查看「肌酐告诉我」

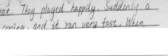

碘对比剂没那么可怕

作　者：北京协和医院放射科　孙昊

关键词：增强 CT

小编按 ／　说起碘对比剂，看完上一篇文章，小编心里不免有些犯怵，感觉好复杂好可怕的样子……其实，掌握好使用碘对比剂的使用，也没那么可怕嘛。这篇文章就给大家讲一讲碘对比剂怎么用。

First of all，同学们要明确一个概念：所谓血管内使用碘对比剂，既包括增强 CT 检查时静脉内注射碘对比剂，也包括心内科行冠状动脉造影、血管外科行血管腔内治疗、放射科介入检查和治疗时动脉内注射碘对比剂。

问题一
那么，血管内使用碘对比剂有哪些注意事项呢？

1 使用能达到诊断目的的最小剂量，目前成人增强 CT 检查建议使用 1.5ml/kg 体重的碘对比剂用量。

2 避免短时间内重复使用诊断剂量碘对比剂，如果确有必要重复使用，建议两次使用碘对比剂间隔时间在两周以上。

3 关于血清肌酐 *，以下两点需要注意：

对于急诊患者，如怀疑主动脉夹层、肺栓塞、活动性重症消化道出血时，如果增强 CT 检查对于明确诊断十分必要，换言之，不立即进行检查就会对患者造成危害，在这种紧急情况下，可不进行血清肌酐检查即行急诊增强 CT 检查。

对于行择期增强 CT 检查的患者，在检查前 7 天内查血清肌酐，评估患者肾功能水平。对于血清肌酐升高者，必须在检查前 24 小时内给予预防肾脏损害的措施，如水化。

4 停用肾毒性药物至少 24 小时。

5 避免使用甘露醇和利尿剂 *，尤其是髓袢利尿剂。

6 严重肾功能不全者，尽量选用不需要含碘对比剂的影像检查方法，或可以提供足够诊断信息的非影像检查方法。

7 关于透析，需要注意两点。

增强 CT 检查后，无须针对碘对比剂进行透析。

不建议将使用碘对比剂与血液透析和（或）腹膜透析时间关联。

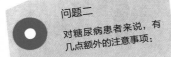

问题二

对糖尿病患者来说，有几点额外的注意事项：

1. 尽可能择期行碘对比剂相关检查，使用碘对比剂前、后查血清肌酐。

2. 在碘对比剂使用前必须停用双胍类药物 *48 小时。

3. 碘对比剂使用后至少 48 小时且肾功能恢复正常或恢复到基线水平后才能再次使用双胍类药物。

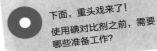

问题三

下面，重头戏来了！
使用碘对比剂之前，需要哪些准备工作？

1. **碘过敏试验** 不需要！除非说明书有特殊要求。

2. 与患者及监护人沟通，签署知情同意书。

   告知患者或其监护人关于碘对比剂使用的适应证、禁忌证，以及可能发生的不良反应和注意事项。

   询问病史：既往使用碘对比剂不良反应、哮喘、糖尿病、肾脏疾病、肾脏手术史、肾毒性药物服用史、高血压、痛风、脱水、充血性心衰等。

   需要高度关注的相关疾病：甲状腺功能亢进（甲亢尚未治愈者禁用碘对比剂）、糖尿病肾病（使用碘对比剂需要咨询内分泌专科医师和肾脏病专科医师）。

3. **对比剂处理** 碘对比剂存放条件必须符合产品说明书要求，使用前建议加温至 37℃（降低黏滞性）。

4. **水化** 建议在使用碘对比剂前 4 小时至使用后 24 小时内对患者给予水化。

   （1）动脉内用药者

   对比剂注射前 6~12 小时静脉内补充 0.9% 生理盐水，或 5% 葡萄糖加 154mEq/L 碳酸氢钠溶液，不少于 100ml/h。

注射对比剂后亦应连续静脉补液，不少于 100ml/h，持续 24 小时。

提倡联合应用静脉补液与口服补液以提高预防对比剂肾病效果。

（2）静脉内用药者

口服补液方式：注射对比剂前 4~6 小时开始，持续到使用碘对比剂后 24 小时口服水或生理盐水，使用量 100ml/h。

条件允许者，建议采用动脉内用药者水化方法。

5 增强 CT 前患者准备

禁食 4h 以上（减少胃内容物，避免患者因使用碘对比剂出现恶心呕吐而导致误吸）。

增强 CT 检查需家属陪同。

拓展阅读：

[1] 中华医学会放射学分会对比剂安全使用工作组 . 碘对比剂使用指南 . 第 2 版 . 中华放射学杂志 , 2013, 47(10)：869-872
[2] 中华医学会放射学分会，中国医师协会放射医师分会 . 对比剂使用指南 . 中华放射学杂志 , 2008, 42(3)：320-325

▲ * 传送门

回复「增强 CT」可查看「同学，带你见识一下三维重建」,「天使还是魔鬼？ 碘对比剂不良反应」,「增强 CT 对比剂，你得知道这"碘"事儿」,「如何应对碘对比剂不良反应」
回复「肌酐」可查看「肌酐告诉我」
回复「利尿剂」可查看「小小药物本领高，降压利尿水肿消」
回复「降糖药」可查看「降糖药可有大学问」,「火眼金睛第 17 期」

如何应对碘对比剂不良反应

作　者：北京协和医院放射科　孙昊

关键词：增强 CT

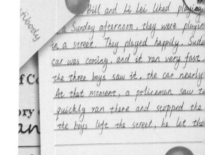

小编按／　总有些东西我们似懂非懂，能说出点道道来，细问却又不知所云，比如如何应对碘对比剂不良反应。看完这篇后，就可以和似懂非懂的自己说再见了！

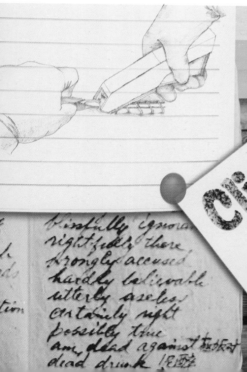

"大夫，做完 CT 我这手怎么肿了？"

"大夫，我就做了个 CT，怎么脸上起疹子了？还挺痒的，不会
是用的药过期了吧？"

"大夫，我看网上说，做 CT 还能死人呐？有这么严重吗？"

……

这些情况在临床工作中并不少见。作为临床医生，你会向患者解释碘对比剂不
良反应的相关事宜吗？作为放射科医生，当患者发生碘对比剂过敏时，你会紧
急处理和抢救吗？今天我和大家聊聊处理增强 CT 碘对比剂不良反应的那些应
知应会的事儿。

1. 碘对比剂血管外渗的处理

（1）轻度外渗　　轻度外渗多损伤轻微，不需处理。

你可以这么对患者说：

"大爷 / 大妈，您这是对比剂渗到血管外面了，一般
过几天自己就吸收了，您别太担心。回家注意观察，
要是您觉得比较疼，在青紫这一片用毛巾沾上凉水冷
敷会好些。不过您千万别把冰块直接放手上啊，这样
容易冻伤皮肤。也别用热水、暖水袋啥的热敷啊，这
样容易加重病情。如果这些青紫扩大了，您可以及时
来急诊看病。一般情况下 3 天后就会慢慢好转了。"

谨记二十字箴言：

注意观察；疼痛明显、局
部冷敷；外渗加重、及时
就诊。

（2）中、重度　　中、重度外渗可能造成外渗局部组织肿胀、皮肤溃疡、软组
　　　　外渗　　　织坏死和间隔综合征。

遇到这种情况，咱就别和患者拉家常了，赶紧处理吧。

1）抬高患肢，促进血液回流。

2）早期使用 50% 硫酸镁保湿冷敷，24 小时后改硫酸镁保湿
热敷；或者用黏多糖软膏等外敷；或者用 0.05% 的地塞米松
局部湿敷。

3）碘对比剂外渗严重者，在外用药物基础上口服地塞米松
5mg/ 次，3 次 / 天，连用 3 天。

4）必要时咨询临床相关科室医师用药。

119

2. 急性全身性不良反应的处理

（1）恶心、呕吐　　一过性的：支持疗法。

重度的、持续时间长的：应考虑适当使用止吐药物。

（2）荨麻疹　　散发的、一过性的：包括观察在内的支持性治疗。

散发的、持续时间超过 4 小时：应考虑适当的组胺 H1 受体阻滞剂肌肉内或静脉内注射，可能会发生嗜睡和（或）低血压。

严重的：考虑使用肾上腺素 *（1:1000），成人 0.1~0.3ml（0.1~0.3mg）肌肉注射；6~12 岁儿童注射成人剂量的一半（50%）；6 岁以下儿童注射成人剂量的四分之一（25%），必要时重复给药。

（3）支气管痉挛　　氧气面罩吸氧（6~10L/min）。

β2 受体激动剂定量吸入剂（深吸 2~3 次）。

肾上腺素：血压正常时，肌肉注射（1:1000）0.1~0.3ml（0.1~0.3mg），对有冠状动脉疾病的患者或老年患者使用较小的剂量；儿童 0.01mg/kg，最多不超过 0.3mg。血压降低时，肌肉注射（1:1000）0.5ml（0.5mg）；6~12 岁儿童 0.3ml（0.3mg）；6 岁以下儿童 0.15ml（0.15mg）。

3. 喉头水肿

氧气面罩吸氧（6~10L/min）。

肌肉注射肾上腺素（1:1000）：成人 0.5ml（0.5mg），必要时重复给药；6~12 岁儿童 0.3ml（0.3mg）；6 岁以下儿童 0.15ml（0.15mg）。

4. 单纯性低血压

抬高患者的双腿。

氧气面罩吸氧（6~10L/min）。

静脉补液：快速，普通生理盐水或林格氏乳酸盐。

如无效，肌肉注射肾上腺素（1:1000），用法同喉头水肿。

5. 迷走神经反应（低血压和心动过缓）

抬高患者的双腿。

氧气面罩吸氧（6~10L/min）。

静脉注射阿托品 0.6~1.0mg，必要时于 3~5 分钟后重复给药，成人总剂量可达 3mg（0.04mg/kg）；儿童静脉注射 0.02mg/kg（每次最大剂量 0.6mg），必要时重复给药，总量可达 2mg。

静脉内补液 *：快速，普通生理盐水或林格氏乳酸盐。

6. 全身过敏样反应

求助复苏小组：急诊抢救室 /ICU/ 医院抢救小组等。

必要时气道吸引。

出现低血压时抬高患者的双腿。

氧气面罩吸氧（6~10L/min）。

肌肉注射肾上腺素（1:1000），用法同喉头水肿。

静脉补液，如普通生理盐水，林格氏乳酸盐。

H1 受体阻滞剂，如苯海拉明 25~50mg，静脉给药。

拓展阅读：

[1] 中华医学会放射学分会对比剂安全使用工作组 . 碘对比剂使用指南（第 2 版）.
中华放射学杂志 ,2013, 47(10)：869-872
[2] 中华医学会放射学分会，中国医师协会放射医师分会 . 对比剂使用指南（第 1 版）.
中华放射学杂志 ,2008, 42(3)：320-325

▲　* 传送门

回复「增强 CT」可查看「同学，带你见识一下三维重建」,「天使还是魔鬼？ 碘对比剂不良反应」,「增强 CT 对比剂，你得知道这「碘」事儿」,「碘对比剂没那么可怕」
回复「肾上腺素」可查看「拟肾上腺素药物，看多少遍都记不住？」
回复「补液」可查看「儿科补液知识小全」,「补液,"正好"才是真的好」,「道理我都懂，但电解质紊乱怎么补液？」

同学，带你见识一下 CT 三维重建

作　者：北京协和医院放射科　孙昊

关键词：增强 CT

小编按 /　这篇文章给大家讲一个看上去很直观、实际上非常高大上的话题——CT 三维重建，小编拜读后很有收获，希望对大家也有所帮助！

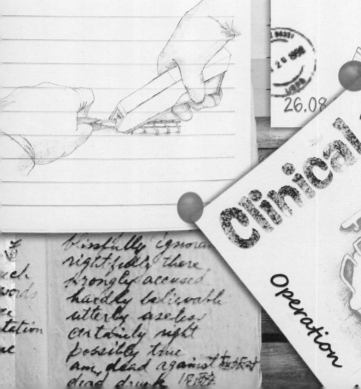

相信各位同学在临床工作中，已经接触到很多 CT 三维重建的图像了，那么 CT 三维重建到底是个啥东东？

这个问题要是从 CT 技术的角度去阐述，俩小时不一定讲得完。说得简单些呢，除了普通的 CT 图像（就是我们最熟悉的横断面图像，又称为轴位图像）以外，无论是"高级些"的冠、矢状位图像，还是"逼真程度"很高的血管重建、泌尿系重建、器官重建等图像，都属于 CT 三维重建图像的范畴。

今天我就对 CT 三维重建中的各种后处理方法，及各种不同类型图像有何临床用处进行简单的介绍。

CT 三维重建主要有六种基本后处理方法

多层面重建（MPR）
最大密度投影（MIP）
表面阴影遮盖（SSD）
容积漫游技术（VRT）
曲面重建（CPR）
虚拟内镜技术（VE）

多层面重建（MPR）

多层面重建是最基本的"三维"重建成像方法，是二维的图像序列，和我们最熟悉的轴位图像是一个"家族"的。

MPR 适用于任一平面的结构成像，以任意角度观察正常组织器官或病变，可以显示腔性结构的横截面以观察腔隙的狭窄程度、评价血管受侵情况、真实地反映器官间的位置关系等（图 5-1 ~ 图 5-3）。

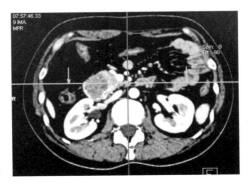

图 5-1 轴位

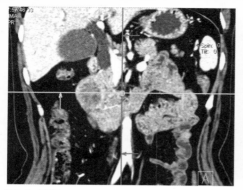

图 5-2　冠状面

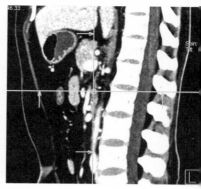

图 5-3　矢状面

最大密度投影（MIP）

最大密度投影是将一定厚度（即 CT 层厚）中最大 CT 值的体素投影到背景平面上，以显示所有或部分的强化密度高的血管和（或）器官，简单原理和图像，如图 5-4 和图 5-5。

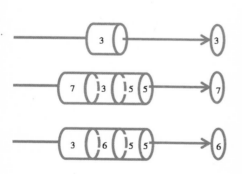

图 5-4　MIP 原理示意图

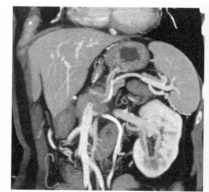

图 5-5　MIP 示意图像

由于这种方法显示的是一定层厚图像中 CT 值最高的体素，所以变化层厚会对图像产生影响，如图 5-6。

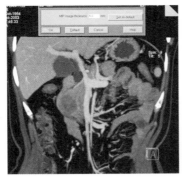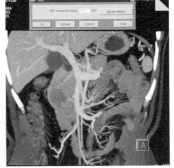

图 5-6 （左）层厚 5mm，（右）层厚 15mm

怎么样，是不是觉得层厚 5mm 的 MIP 图像上门脉有狭窄，而层厚 15mm 的 MIP 图像上门脉是正常的？

由于 MIP 常用来显示血管的走行（问我为啥常用来显示血管？因为增强 CT 上血管比周围组织器官亮啊），所以层厚的选择很重要，既不能太薄（血管的部分管腔可能在层厚以外），又不能太厚（周围组织器官有干扰），这是很考验放射科大夫的技术和临床经验的。

下面给大家比较下 MPR 和 MIP 的图像，如图 5-7 和图 5-8。

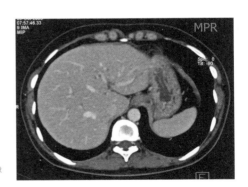

图 5-7　MPR 图像

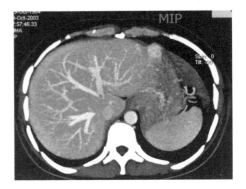

图 5-8　MIP 图像

可以看到，MIP 图像中的血管连续性更好。

MIP 这种技术有个双胞胎——最小密度投影（minIP），和 MIP 正好相反，反映的是一定层厚图像中 CT 值最低的体素，所以常用来显示胆道、气道等组织结构，如图 5-9。

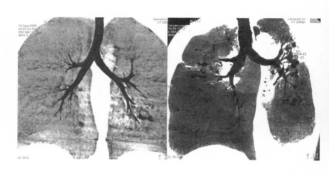

图 5-9　minIP 图像

表面阴影遮盖（SSD）

表面阴影遮盖是将操作者的眼睛作为假设光源方向，投射到 CT 值在设定阈值以上的体素上则不再透过继续成像，仅呈现所有表面体素的集合立体图形，适用于显示 CT 值与其他结构相差较大的组织结构成像……（天地良心，我说的真是中文，如果觉得理解不了，继续看下文……）说得接地气些，SSD 图像就像是黑白的塑形图像，所以临床上主要用于显示骨骼病变或是结肠 CT 重建，如图 5-10 和图 5-11。

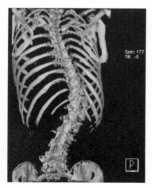

图 5-10　SSD 图像（骨骼）

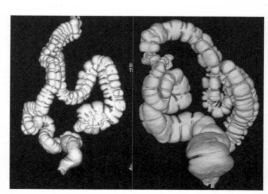

图 5-11　SSD 图像（结肠）

这种三维成像功能非常强大，形态及色彩逼真，绝对是 CT 三维重建中的"高富帅"，可以对动静脉血管、软组织及骨结构等进行立体塑形成像，也可以显示支气管树、结肠及内耳等结构，对于复杂结构的成像有一定优势，如图 5-12 和图 5-13。

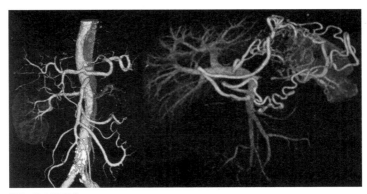

图 5-12　VRT 图像

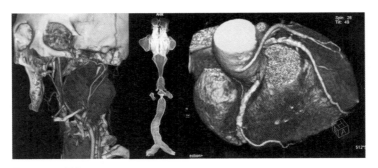

图 5-13　VRT 图像

VRT 图像直观生动，深受广大医生的喜爱，称得上是辅助诊断、显示病变的大杀器，但是我们要注意一点，VRT 图像的伪彩设置很重要，不恰当的伪彩设置会将血管外层像素过滤掉，显示的血管狭窄的程度会比真实情况严重。

这种重建技术是在一个维度上选择特定的曲线路径，将该路径上的所有体素在同一平面上进行显示，可以一次评价曲度较大的结构如脾动脉、胰管、冠状动脉等管状结构的全长情况，如图 5-14~ 图 5-16。

CPR 可以观察管腔结构的腔壁病变（如斑块、狭窄等），也可以观察管状结构与周围结构的位置关系，但 CPR 所显示的不是正常的解剖结构和关系（它是把管状结构拉直了看），同时需要多个角度曲面重建以完整评价病变。

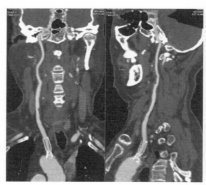

图 5-14　CPR 图像（颈动脉）

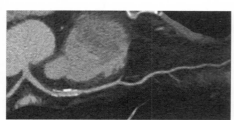

图 5-15　CPR 图像（冠状动脉）

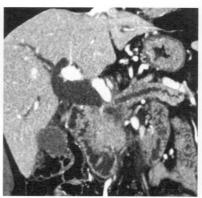

图 5-16　CPR 图像（胰管）

这种 CT 重建图像可以模拟各种内镜检查的效果，它是假设视线位于所要观察的管"腔"内，通过设定一系列的参数范围，即可看到管"腔"内的结构，如图 5-17~ 图 5-19。

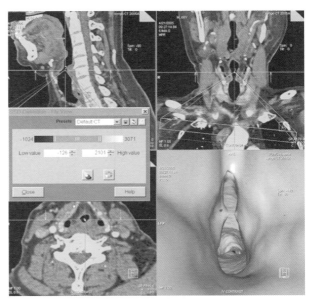

图 5-17 VE 图像（声门区）

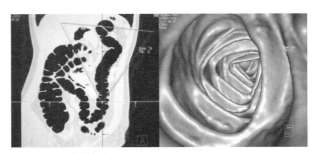

图 5-18 VE 图像（结肠）

看起来很炫酷是不是？尤其是写文章、做 PPT，还是很吸引眼球的……

以上为大家简单介绍了 CT 三维重建最常用的后处理技术，原理很枯燥，图像很精彩，而将这些三维重建后处理技术与传统轴位图像相结合应用于临床诊断很重要！

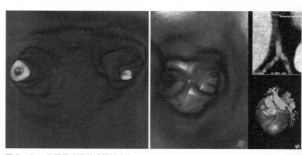

图 5-19　VE 图像（冠状动脉腔内）

▲　* 传送门

回复「增强 CT」可查看「增强 CT 对比剂，你得知道这"碘"事儿」,「天使还是魔鬼？碘对比剂不良反应」,「碘对比剂没那么可怕」,「如何应对碘对比剂不良反应」

回复「胸部影像」可查看「火眼金睛第 1 期」,「火眼金睛第 14 期」,「火眼金睛第 34 期」

回复「腹部影像」可查看「火眼金睛第 3 期」,「火眼金睛第 7 期」,「火眼金睛第 16 期」,「火眼金睛第 18 期」,「火眼金睛第 19 期」

回复「腹部影像 2」可查看「火眼金睛第 22 期」,「火眼金睛第 23 期」,「火眼金睛第 25 期」,「火眼金睛第 31 期」,「火眼金睛第 33 期」

回复「头部影像」可查看「火眼金睛第 8 期」

06 最斟酌

这是三篇看到老师的修订稿后，小编们泪流满面的文章。

这是三篇修改前与修改后，堪比化妆前与化妆后的文章。

感谢作者们对自己作品的认真负责，感谢老师们对传播学术的永恒坚持。

他们的学术精神，给我们"不将就"的信心，是医学不断前进的源动力。

*更多故事，可回复「认真」查阅

抗核抗体中的秘密

作　者：徐鲁斌

审　阅：北京协和医院风湿免疫科　吴迪

关键词：ANA

小编按/　这是一篇审阅完之后面目全非的文章……据说作者是含着崇敬的泪水改完的。一篇小小的抗核抗体，里面究竟有多少讲究？让我们探个究竟！

Q ANA 的靶抗原都位于细胞核内?

A 不尽然。ANA 是以真核细胞的器官非特异性成分为靶抗原的自身抗体的总称,因此其靶抗原并不局限于细胞核成分,还包括细胞浆、细胞骨架及细胞分裂周期蛋白等。比如抗 rRNP 抗体,识别的位点位于核糖体大亚基上,由于核糖体最初产生于核仁,然后转运至胞浆中,因此其靶抗原分布于细胞浆及核仁。又如抗 Jo-1 抗体,其靶抗原仅存在于细胞浆内。

Q ANA 阳性可以见于正常人么?

A 可以。阳性率与滴度相关。正常人中,20% ~ 40% 有 1:40 及以上的 ANA,10% ~ 20% 有 1:80 及以上的 ANA,3% ~ 5% 有 1:160 及以上的 ANA,1:320 及以上的 ANA 者不足 3%。在女性和老年人中的阳性率更高。

Q ANA 阴性可以除外自身免疫病么?

A 不同的自身免疫病 ANA 阳性的比例是不同的。有些疾病的分类标准中 ANA 阳性是必备条件,如混合性结缔组织病。有些疾病 ANA 阳性率很高,在 ANA 阴性的情况下还要诊断该病,需要极为谨慎,如 SLE 有 95% ~ 100%ANA 阳性,系统性硬化的 ANA 阳性率可达 90%。还有些疾病 ANA 的阳性率就没有那么高,比如皮肌炎 40%~ 60%,干燥综合征 60%~ 80%。

Q ANA 的核型是什么意思?

A ANA 的检测一般采用间接免疫荧光法,将稀释的待测血清滴至 Hep-2 细胞(人喉癌上皮细胞)上,若待测血清中存在抗核抗体,则可以与 Hep-2 细胞中的抗原形成抗原抗体复合物。再加入荧光标记的羊抗人 IgG 抗体,观察荧光的分布。根据分布的模式,常见的核型有:均质型、斑点型、核仁型、着丝点型、胞浆型、核膜型(分别如图 6-1~ 图 6-6)。

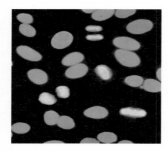

图 6-1　均质型

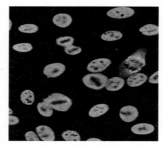

图 6-2　斑点型

1）均质型（H, homogeneous）
　常与抗组蛋白、抗 DNA、抗
　核小体抗体相关。

2）斑点型（S, speckled）
　中间没有荧光的部分是核仁，
　常与抗 ENA 有关。

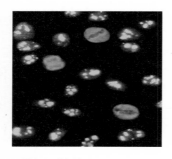

图 6-3　核仁型

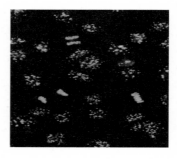

图 6-4　着丝点型

3）核仁型（N, nucleolar）
　荧光分布于核仁区，常与系
　统性硬化的相关抗体有关。

4）着丝点型（C, centromere）
　抗着丝点抗体（ACA），常
　见于在 CREST 综合征中。

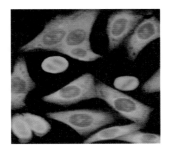

图 6-5　胞浆型

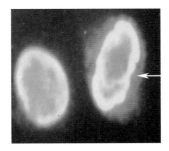

图 6-6　核膜型

5）胞浆型（cytoplasmic）

常 与 抗 线 粒 体、抗 rRNP、抗 氨 酰 tRNA 合 成 酶 等 抗 体 有关。

6）核膜型（M, Membranous）

靶抗原为核膜成分，如抗核 板 层 素 抗 体、抗 核 孔 复 合 物 抗 体，多 与 PBC 相 关。

拓展阅读：

[1] 北京协和医院. 北京协和医院医疗诊疗常规：风湿免疫科诊疗常规. 北京：人民卫生出版社, 2012

[2] Firestein GS, Budd RC, Gabriel SE, et al. Kelley's Textbook of Rheumatology. Saunders(9th edition). Saunders, U.S. 2012

[3] 李永哲. 自身抗体免疫荧光图谱. 北京：人民卫生出版社, 2014

▲ ＊传送门

回复「ANA」可查看「奇妙的 ANA」

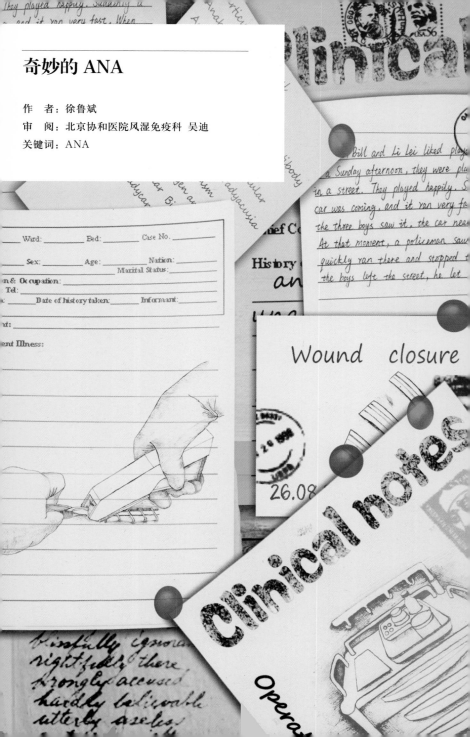

奇妙的 ANA

作　者：徐鲁斌
审　阅：北京协和医院风湿免疫科　吴迪
关键词：ANA

1. 抗双链 DNA
（dsDNA）
抗体

靶抗原为双链 DNA，即未变性的 DNA。对应的 ANA 核型为均质型。对于诊断 SLE 具有较高的特异性，是狼疮性肾炎的高危因素，亦与狼疮性血管炎相关，且与 SLE 的活动性相关，可作为治疗和预后的评价。

北京协和医院检测抗 dsDNA 采用两种方法：间接免疫荧光（IIF）法和 ELISA 法。其中 IIF 法使用绿蝇短膜虫体动基体作为底物，因其是纯双链 DNA，不含组蛋白及单链 DNA。而 ELISA 法是将人工制备的双链 DNA 吸附在微孔板上作为底物。一般来说，对于 SLE 的诊断，IIF 法特异性高而敏感性低，ELISA 法敏感性高而特异性低。

2. 抗组蛋白抗体（AHA）

对应的 ANA 核型为均质型。可见于多种自身免疫病，不具备疾病特异性。在药物性狼疮中阳性率高，如仅有 AHA 阳性而不伴有其他 ANA 阳性，则应警惕药物性狼疮的可能。

常见可诱发药物性狼疮的药物有普鲁卡因胺、苯妥英钠、异烟肼。

3. 抗核小体抗体（ANuA）

对应的 ANA 核型为均质型。是 SLE 的特异性抗体，特异性可达 98%~100%。与狼疮性肾炎的发病机制相关，与狼疮的病情活动度存在相关性。

既往的狼疮细胞检查以及目前的抗 DNP 抗体，其实质也是检测抗核小体抗体，但因检测的具体方法不同，三种检查的敏感性和特异性存在差异。

4. 抗着丝点抗体（ACA）

靶抗原为着丝点蛋白，主要为着丝点蛋白 B（CENP-B）。对应的 ANA 核型为着丝点型（亦称为散点型）。严格说，centromere 应译成"着丝粒"，而"着丝点"对应的英文是"kinetochore"。Kinetochore 是 centromere 外侧与纺锤体微管结合的部位。因此本抗体称为"抗着丝粒抗体"更为严谨，但目前已约定俗成了。

抗着丝点抗体是 CREST 综合征的相对特异的抗体，还可见于部分 PBC 及干燥综合征患者。

5. 抗 Sm 抗体

抗 Sm 抗体最早发现于一位名为 Smith 的患者，其靶抗原是参与 mRNA 剪接（splicing）的一组尿嘧啶（U）丰富的小核糖核蛋白（snRNP）的组成部分。对应的 ANA 核型为斑点型。抗 Sm 抗体对于 SLE 高度特异，且不随病情缓解而消失，因此

139

是 SLE 的标记性抗体。但敏感性并不高，一般在 30% 左右。北京协和医院可采用三种方法进行检测，按特异性从高到低排列为：双向免疫扩散法（双扩散法）、Western Blot（WB）和线性免疫分析法（LIA），敏感性的排序则相反。

抗 Sm 与抗 U1RNP、抗 SSA/Ro、抗 SSB/La、抗 rRNP、抗 Scl-70、抗 Jo-1 抗体等都属于抗 ENA 抗体。ENA 是可溶于盐溶液而被提取的核抗原的总称。这 7 种抗体均可通过上述 3 种方法检测。

6. 抗 U1 RNP 抗体	抗 U1RNP 抗体是抗 RNP 抗体（或称抗 nRNP 抗体）中临床意义比较明确的一种。其靶抗原是 mRNA 剪接子中 U1RNP 上非 Sm 抗原部分。由于抗 Sm 抗体与抗 U1RNP 抗体的靶抗原存在密切的相关性，抗 Sm 抗体阳性的人常同时存在抗 U1RNP 阳性，但反之则不然。 对应的 ANA 核型为斑点型。 抗 U1RNP 阳性可见于多种自身免疫病，不具有特异性。但高滴度且不伴抗 Sm 抗体阳性有助于混合性结缔组织病（MCTD）的诊断。 常与雷诺现象、食管运动异常、硬指、肺动脉高压、肺间质病变等临床表现相关。
7. 抗 rRNP 抗体	r 代表 ribosomal，其靶抗原为细胞浆中 60s 核糖体大亚基上的 P 蛋白，因此也称抗核糖体 P 蛋白抗体（anti-ribosomal P）。核糖体最初产生于核仁，继而转送释放至胞浆中，因此构成了胞浆 + 核仁型的 ANA 核型。 为 SLE 特异性抗体，其阳性常与神经精神狼疮有关。
8. 抗 SSA/Ro 抗体	SSA 是 Sjogren Syndrome antigen A 的缩写。Ro 是第一次检测出该抗体的患者名的缩写。 抗 SSA/Ro 有 52kD 和 60kD 两种靶抗原，抗 SSA/Ro 抗体可能识别两种靶抗原中的一种，也可能两种都识别。Ro 52 抗原位于胞浆，Ro 60 抗原位于胞核。对应的 ANA 核型多为斑点型 ± 胞浆型。但 Ro 60 在细胞核中含量较少，检测过程中还可能发生结构改变，因此可能出现假阴性。这是产生 ANA 阴性狼疮最常见的原因。 抗 SSA/Ro 抗体可见于多种自身免疫病，不具有疾病特异性。

与皮疹、光过敏、干燥症状相关。

可透过胎盘引起新生儿狼疮综合征，严重者出现先天性心脏传导阻滞。

9. 抗 SSB/La 抗体

SSB 是 Sjogren Syndrome antigen B 的缩写。La 是第一次检测出该抗体的患者名的缩写。

靶抗原属于小分子细胞核核糖核蛋白，对应的 ANA 核型为斑点型。为干燥综合征（SS）的特异性抗体，其他自身免疫病若出现抗 SSB 阳性，往往提示继发性干燥综合征。常与抗 SSA 同时出现，单独出现罕见。

与 SSA 类似，可透过胎盘引起新生儿狼疮综合征。

10. 抗 Scl-70 抗体

Scl 为 Scleroderma 的缩写，70 为靶抗原的分子量。

其靶抗原为 DNA 拓扑异构酶 1，因其在细胞核核质和核仁中均有分布，因此 IIF 法测定 ANA 时，表现为斑点型 ± 核仁型。

为系统性硬化症（SSc）的标记性抗体，在弥漫型 SSc 中的阳性率高于局限型 SSc，是肺间质病变的高危因素，肾危象 * 的风险也增高。

11. 抗 Jo-1 抗体

得名于患者 John 的名字，其靶抗原为组氨酰 tRNA 合成酶。抗氨酰 tRNA 合成酶抗体目前至少已发现 6 种，常具有相似的临床表型。由于 75% 的抗氨酰 tRNA 合成酶阳性的患者表现为抗 Jo-1 抗体阳性，临床上常检测抗 Jo-1 抗体。

对应的 ANA 核型为胞浆型。为多发性肌炎 / 皮肌炎（PM/DM）的特异性抗体。

抗合成酶抗体综合征（又称抗 Jo-1 抗体综合征）：临床表现包括肌炎、肺间质病变、对称性多关节炎、急性发热、技工手、雷诺现象，预后不佳。

拓展阅读：

[1] 北京协和医院. 北京协和医院医疗诊疗常规：风湿免疫科诊疗常规. 北京：人民卫生出版社，2012
[2] Firestein GS, Budd RC, Gabriel SE, et al. Kelley's Textbook of Rheumatology. (9th edition). Saunders, U.S. 2012
[3] 李永哲. 自身抗体免疫荧光图谱. 北京：人民卫生出版社，2014

▲ * 传送门

回复「ANA」可查看「抗核抗体中的秘密」
回复「危象」可查看「临床危象汇总」

输血八项，你以为你以为的就是你以为的

作　者：张硕
审　阅：北京协和医院感染内科　刘晓清
关键词：输血八项

小编按 /　临床即战场，一个小小的"输血八项"常规检查，就让你能够迅速把握敌方的兵力和部署！然而，尽管输血八项是入院常规检查，但并非人人都掌握了背后意义哦。曾子曰，你以为你以为的就是你以为的？相信大家读完后一定受益匪浅！

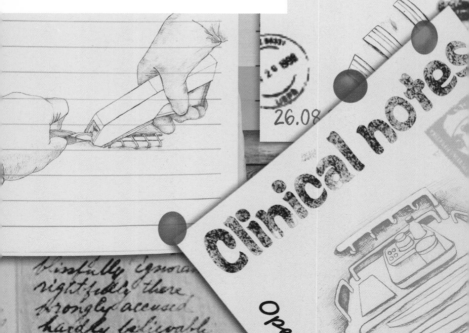

输血八项内容（表6-1）

表6-1 输血八项化验单示意

英文	中文名称	结果	单位	参考范围
HBsAg	* 乙型肝炎表面抗原（仪器法）	阴性（-）0.02	IU/ml	阴性 < 0.05
HBsAb	* 乙型肝炎表面抗体（仪器法）	阴性（-）0.17	mIU/ml	阴性 < 10.0
HBeAg	* 乙型肝炎 e 抗原（仪器法）	阴性（-）0.37	S/CO	阴性 < 1
HBeAb	* 乙型肝炎 e 抗体（仪器法）	阴性（-）1.75	S/CO	阴性 > 1
HBcAb	* 乙性肝炎核心抗体（仪器法）	阴性（-）0.13	S/CO	阴性 < 1
HCV-Ab	* 丙型肝炎抗体	阴性（-）0.05	S/CO	阴性 < 1
TP-Ab	梅毒螺旋体抗体（仪器法）	阴性（-）0.03	S/CO	阴性 < 1
HIV Ag/Ab	艾滋病病毒抗体及抗原初筛	阴性（-）0.09	S/CO	阴性 < 1

何时检查输血八项

1. 外科手术前

2. 介入手术前

3. 内镜操作前

4. 应用激素 *、免疫抑制剂 * 等治疗前

如何解读输血八项结果

1. 乙肝五项（表 6-2、表 6-3）

表 6-2　乙肝五项特点及意义

名称	缩写	特点	意义
乙型肝炎表面抗原	HBsAg	有抗原性，无传染性	1）有助诊断 2）制备疫苗 3）流行病调查
乙型肝炎表面抗体	HBsAb	保护性抗体	对 HBV 有免疫力，见于接种乙型肝炎疫苗者及乙型肝炎康复者
乙型肝炎 e 抗原	HBeAg	HBV 复制的标志，传染性强	病毒复制、传染性指标，其转阴可能为恢复或前 C 区突变导致
乙型肝炎 e 抗体	HBeAb	疾病恢复期，传染性降低	
乙型肝炎核心抗体	HBcAb	为抗 HBc 总抗体，由 HBcAb-IgG + IgM 组成	感染过 HBV，无论病毒是否清除，多为阳性；HBcAb-IgM 表示乙型肝炎急性期或慢性乙型肝炎急性发作

表 6-3　几种常见的乙肝五项结果解读

HBsAg	HBsAb	HBeAg	HBeAb	HBcAb	意义
−	−	−	−	−	大部分未感染过 HBV
+	−	+	−	+	"大三阳"：急慢性乙型肝炎，传染性相对较强
+	−	−	+	+	"小三阳"：大部分是恢复期患者，传染性相对较弱，小部分是前 C 区突变而仍在活动期患者
−	−	−	−	+	窗口期；低水平 HBV 感染；恢复期 HBsAb 尚未出现
−	−	−	+	+	既往感染或恢复期，少数仍有传染性
−	+	−	+	+	感染 HBV 后康复
−	+	−	−	+	感染 HBV 后康复
−	+	−	−	−	乙肝疫苗免疫后

注意到没有，即使 HBsAg 是阴性的，患者仍然可能是低水平 HBV 感染（如 HBcAb 单独阳性时），所以仅仅感染四项对于判断乙肝感染是不够的！

根据乙肝五项的结果，慢性乙肝可以分为两类：

1）HBeAg（+）慢性乙型肝炎：血清 HBsAg、HBeAg（+），HBeAb（-），HBV-DNA（+），ALT 持续或反复升高，或肝组织学检查有肝炎病变。

2）HBeAg（-）慢性乙型肝炎：血清 HBsAg（+），HBeAg 持续（-），HBeAb（+）或（-），HBV-DNA（+），ALT 持续或反复异常，或肝组织学检查有肝炎病变。

隐匿性肝炎：血清 HBsAg（-），但血清和（或）肝组织中 HBV-DNA（+），并有慢性乙型肝炎的临床表现。除 HBV-DNA（+）外，患者可有血清抗 HBs、抗 HBe 和（或）抗 HBc（+），但约 20% 隐匿性慢性乙型肝炎患者的血清学标志物均为阴性。

2. 丙肝

HCV-Ab：丙型肝炎抗体。检测 HCV-Ab IgG 和 IgM 的混合抗体，特异性、敏感性较高。

临床意义：

1）阳性：感染过 HCV，但无法判断是既往感染还是有传染性，HCV-RNA 才是病毒复制的标志；

2）阴性：由于抗体出现较晚（平均感染后 12 周），免疫缺陷者不出现抗体，阴性者不能完全排除 HCV 感染。

3. 梅毒

TP-Ab：梅毒螺旋体抗体。

TPPA：梅毒螺旋体抗体颗粒凝集试验。

血清梅毒抗体检测是临床诊断梅毒感染的重要方法。梅毒螺旋体进入人体后 4~6 周，血清中可产生抗类脂抗原的非特异性抗体和抗梅毒螺旋体抗原的特异性抗体。

TP-Ab 和 TPPA 检测的都是梅毒特异性抗体，区别在于一种是上机测，一种是手工凝集法测。Tp-Ab 较敏感，但假阳性较高，而 TPPA 特异性好，结果基本可以作为梅毒感染金标准。

4. HIV

HIV-Ag/Ab：HIV 的抗体及抗原初筛。

HIV-Ab：HIV 感染后 2~6 周产生抗 HIV 特异性抗体，是 HIV 感染诊断的金标准，但筛查试验阳性不能判断是否感染，必须经由有资质的确证实验室进行确证试验，阳性者才可判断为 HIV 感染。第三代检测技术（北京协和医院急诊应用）通常检测 HIV-Ab。

HIV-Ag：机体感染 HIV 后，P24 抗原是较早能从血清中检出的病原学标志，感染后约 2~3 周即可检出，1~2 月左右进入抗原高峰。随着抗体的产生形成抗原抗体复合物，由于抗体的中和作用，P24 抗原浓度下降至难以测出的水平。P24 抗原检测的敏感性可达 88.7%，特异性可达 100%。

通过抗原检测，可以早于 HIV-Ab 检测阳性前 4~5 天得到 HIV-Ag 结果，从而缩短窗口期。第四代检测技术（北京协和医院病房应用）可以同时检测 HIV P24 抗原。

拓展阅读：

[1]《病毒性肝炎》课件，刘晓清，北京协和医院
[2]《手术感染八项的检测方法及临床意义》，周平，空军总医院感染内科
[3] 王鸿利. 实验诊断学. 第 2 版. 北京：人民卫生出版社，2010
[4] 贾继东，李兰娟. 慢性乙型肝炎防治指南（2010 年版）. 临床肝胆病杂志，2011, 27(1): 113-128

▲ ＊传送门

回复「激素」可查看「的松、尼松、米松，傻傻分不清楚」，「激素应用及副作用」，「不做"糖酥"，预防 GIOP」
回复「免疫抑制剂」可查看「免疫抑制剂到底哪家强？」

07 最高冷

当收到肌电图系列稿件时，小编们受到了惊吓：

这么高冷的检查，有读者感兴趣么？

还有从未耳闻的GIOP，你听过么？

尿不出来的原因，心想这回终于碰着熟人了，谁

知道还是个面热心冷的美人儿——神经源性膀胱！

肌电图的波澜起伏

作　者：尹翩翔
审　阅：北京协和医院神经内科　谭颖
关键词：肌电图

小编按 / 带病人做了多少次肌电图，但每次看到报告单上一堆字母和数据，还是云里雾里吗？你 out 啦！快来看看本文，学习一下如何读懂肌电图吧！

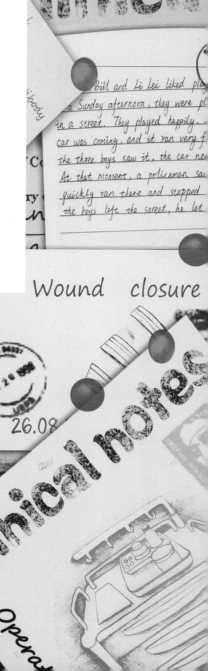

一、狭义肌电图

狭义肌电图指的是同心圆针肌电图（见表 7-1），即常规肌电图。

适应证：脊髓前角细胞及以下病变（下运动神经元病变）。

表 7-1　北京协和医院常规肌电图报告

Muscle	安静	Mean Amp	Mean Dur	Ploy(%)	Area	非多相时限	大力波幅
		uv	ms	%	ms*uv	ms	mv
左 Ext dig communis		466	12.7	33.3	578	12.8	
左 Tibialis anterior		517	15.5	25.0	1087	15.6	

其中　"Muscle"为测试肌肉名称（结合临床选择测试部位）。

"安静"为肌肉静息状态，观察插入电位和自发电位，由操作员根据针电极插入肌肉及肌肉未收缩时在屏幕上观察到的波形判断，具有一定的主观性。

"Amp"为波幅，"Dur"为时限，"Poly"为多相波百分比（一般肌肉不超过 20%）：均为肌肉轻度收缩状态时运动单位动作电位（MUAP）的情况，不同肌肉有不同的正常值范围。正常 MUAP 示意图，如图 7-1。

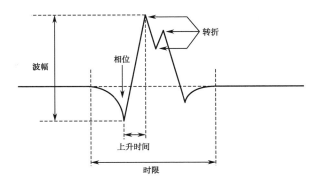

图 7-1　正常运动单位动作电位示意图

在最右侧（拍照原因图中未显示）一栏为肌肉大力收缩状态时运动单位的募集现象。报告单只手写结论（如干扰相、混合相、单纯相、病理干扰相等），没有波形。正常为干扰相，如图7-2。

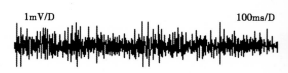

图7-2 运动单位动作电位（干扰相）

常规肌电图主要用于诊断及鉴别神经源性损害和肌源性损害，如表7-2。

表7-2 神经源性和肌源性损害的肌电图表现比较

异常 EMG 表现	神经源性损害	肌源性损害
MUAP	时限增宽（20%）、波幅增高，多相波百分比增高	时限缩短（20%）、波幅降低，多相波百分比增高
大力收缩募集电位	单纯相	病理干扰相（低波幅）
	1mV/D 100ms/D	1mV/D 100ms/D
自发电位	都可以有，其中束颤电位、肌颤搐电位是神经源性损害独有的	

二、广义肌电图

除常规肌电图外，广义肌电图还包括神经传导速度（NCV）、重复神经电刺激（RNS）、H反射、皮肤交感反应（SSR）、单纤维肌电图（SFEMG）等。下面重点介绍神经传导速度和重复神经电刺激。

1. 神经传导速度（NCV）

用于评估周围神经传导功能。NCV 无需扎针，一般先于 EMG 进行，与 EMG 结果结合，对脊髓前角细胞、神经根和神经丛病变进一步定位。包括运动神经传导速度（MCV）、感觉神经传导速度（SCV）、F 波。

（1）MCV（表 7–3）

"Motor Nerves" 对应检测神经名称（最常见上肢选正中神经和尺神经，下肢选腓肠神经和胫后神经）。

表 7-3　运动神经传导速度检查报告

MNCS				
Nerve	潜伏期	波幅	传导速度	距离
	ms	mv	m/s	mm
Medianus 运动 左				
Wrist – APB	2.77	19.3		
Peroneus 运动 左				
Ankle – EDB	3.67	6.5		
Fib. head–Ankle	9.83	5.7	46.3	285
Tibialis 运动 左				
Ankle – Abd hal	4.04	8.6		
Ulnaris 运动 左				
Wrist – ADM	1.89	13.2		

"Lat" 为潜伏期，"Amp" 为波幅，"CV" 为传导速度（因 MCV 记录电极置于肌腹，传导速度不单纯，因此一般不看，重点看潜伏期和波幅）。

表 7-4　感觉神经传导速度检查报告

SNCS				
Nerve	潜伏期	波幅	传导速度	距离
	ms	mv	m/s	mm
Medianus 感觉 左				
Dig I – Wrist	1.73	60.4	57.8	100
Dig III – Wrist	2.69	18.3	55.8	150
Peroneus 感觉 左				
calf‐Fib.head	6.20	1.82	48.4	300
Tibialis 运动 左				
Dig I‐Med. mal	4.89	0.97	36.8	180
Ulnaris 运动 左				
Dig V – Wrist	2.25	13.0	51.1	115

（2）SCV（表 7-4）

SCV 各项同 MCV，不同的是重点看波幅和传导速度（测得的传导速度较单纯）。MCV 和 SCV 潜伏期延长、传导速度减慢反映髓鞘损害，波幅降低反映轴索损害（一般 >80% 为肯定损害）。临床常有髓鞘合并轴索损害的情况，应根据减慢或降低幅度的多少，及病人的临床情况综合判断以哪种损害为主，或者两者并重。

（3）F 波

运动神经远端受到刺激，冲动沿神经逆行传导至前角细胞，使其兴奋放电，形成 F 波，因最初在足部小肌肉得名，反映运动神经近端功能，如图 7-3。

主要观察 F 波的出现率（<80% 为异常）、传导速度（或平均潜伏期，每个实验室有自己的正常值）。每一次刺激产生形态规则的动作电位（M 波），平缓回到基线后再次出现一个较为低平，

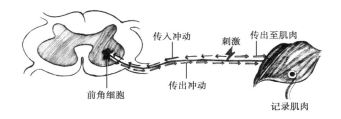

传入冲动　　刺激　　传出至肌肉

前角细胞　　传出冲动　　记录肌肉

图 7-3　F 波形成原理示意图

形态不太一致的小波，即 F 波，通过测定 F 波出现的时间及其他相关参数可计算 F 波传导速度。F 波出现率下降为脱髓鞘病变的最早表现。F 波传导速度减慢提示近端存在脱髓鞘病变。

2. 重复神经电刺激（RNS）

用于检测神经肌肉接头功能，可鉴别突触前膜和突触后膜病变（尤其是重症肌无力 MG 和 Lambert-Eaton 综合征）。根据刺激频率分为低频 RNS（<5Hz）和高频 RNS（10~30Hz）。

肌肉选择：眼轮匝肌（面神经），三角肌（腋神经），小指展肌（尺神经），斜方肌（副神经），下肢肌肉少见。

计算：波幅递减：第 4、5 波比第 1 波波幅下降百分比。

　　　波幅递增：最高波幅比第 1 波波幅上升百分比。

异常：波幅递减：低频波幅递减 >15%，高频波幅递减 >30%。

　　　波幅递增：高频波幅递增 >100%。

MG：低频、高频均递减；Lambert-Eaton 综合征：高频递增，低频可递减。

拓展阅读：

[1] 吴江. 神经病学. 第 2 版. 北京：人民卫生出版社，2010
[2] 崔丽英. 简明肌电图学手册. 北京：科学出版社，2006

不做"糖酥"，预防 GIOP

作　者：张磊楠
审　阅：北京协和医院内分泌科　王曦
关键词：GIOP

小编按 /　没有激素，现代内科会无力很多。不过，激素在展现它强大的抗炎作用的同时，它的副作用也肆无忌惮地展现了出来。幸运的是，经过了数十年的探索，人们对激素的认识大大加深了，大部分激素的副作用，也都已经变得可防可治了。

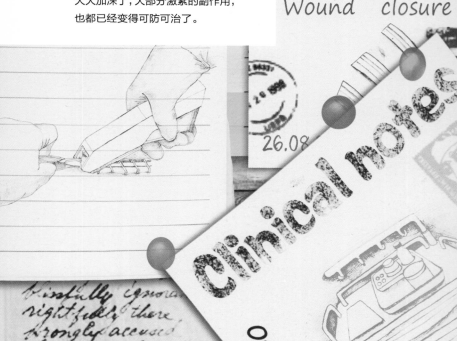

1. 骨质疏松症（osteoporosis，OP）

首先我们来了解一下骨质疏松症。骨质疏松症的特征是骨强度（骨密度和骨质量）下降、骨折风险增高。主要分为原发性和继发性两类。继发因素包括影响骨代谢的任何疾病和（或）药物，其中以糖皮质激素（glucocorticoid，GC）最常见。

骨质疏松的诊断依赖于骨密度的测定。骨密度有多种测定方法：

1）双能 X 线吸收测定法：主要测量中轴骨骼部位（脊柱、髋部）的骨密度。

绝经后女性和大于 50 岁男性：T 值（与正常年轻人比较）

T=（患者骨密度—人群峰值平均骨密度）/ 人群标准差

绝经前女性和小于 50 岁男性：Z 值（与同龄人比较）

Z 值 =（患者骨密度—同龄人平均骨密度）/ 人群标准差

2）超声骨密度（跟骨多，无放射）

3）X 线平片

骨质疏松的诊断主要取决于 T 值，诊断标准如下。

正常：T ≥ –1 SD ；

骨量减少：–2.5SD <T<–1 SD ；

骨质疏松症：T ≤ –2.5 SD ；

严重骨质疏松症：T ≤ –2.5 SD ，伴有一处或多处骨质疏松性骨折。

其中，Z 值诊断骨质疏松的切点国际上尚未达成共识，一般以 Z ≥ –2SD 为正常，Z<–2SD 为骨质疏松。

2. 糖皮质激素诱导的骨质疏松症
（glucoco-rticoid-induced osteoporosis，GIOP）

很多疾病治疗过程中需要长期使用糖皮质激素，但糖皮质激素虽然能起到抗炎作用，也会造成骨质疏松等常见并发症。GIOP 指的是糖皮质激素导致的骨质疏松症。

（1）GIOP 的临床表现

常无明显症状，骨折后查 X 线或骨密度发现。

典型症状：疼痛，脊柱变形，脆性骨折（低能量、非暴力情况下发生骨折，常见部位在胸椎、腰椎、髋部、桡尺骨远端和肱骨近端）。

（2）GIOP 的特点

1）激素对骨密度影响与使用时间相关。治疗初始的 3 个月内骨密度下降迅速，6 个月可达高峰，治疗第 1 年骨量丢失最明显（12%~20%），以后每年丢失约 3%，骨小梁受累最显著。

2）激素剂量越大，骨量丢失越多。

3）无安全阈值（任何剂量 GC 使用均会影响骨密度）。

4）停用后骨量可部分恢复。

5）骨折与骨密度不平行。

（3）GIOP 的防治方法

1）首先我们需要评估是否有骨折危险因素：

低 BMI（≤ 19kg/m^2）

既往脆性骨折史

父母髋骨骨折史

吸烟

过量饮酒

合并其他引起继发性骨质疏松的疾病（如类风湿关节炎）

2）对于无骨折危险因素，使用任意剂量 GC>3 个月患者：监测骨密度（治疗前、治疗中均需监测，每隔 6~12 月复查 1 次）；生活方式干预（戒烟、避免过量饮酒、适当接受阳光照射、适量运动和防止跌倒）；使用 GC 同时给予补充钙剂和维生素 D。

补钙 要求食物来源和额外摄入的每日钙元素达到 1200~1500mg。一般国人正常饮食中摄入的钙元素在 400mg 左右。北京协和医院一般起始补充碳酸钙 1500mg/d，换算成元素钙 600mg/d。

补充维生素 D（VitD） 正常人每日需摄入维生素 D 总量（包括食物来源）800~1000U。与普通维生素 D 相比，活性维生素 D 更适于老年人、肾功能不全及 1α– 羟化酶缺乏者。活性维生素 D 包括 1, 25– 双羟维生素 D_3（骨化三醇）和 1α– 羟基维生素 D_3（α– 骨化醇）。前者无需经肝脏和肾脏羟化酶羟化即有活性，推荐剂量为 $0.25~0.5\mu g/d$，后者经 25– 羟化酶（需要肝脏代谢）羟化为 1, 25– 双羟维生素 D_3 后具生物活性，推荐剂量为 $0.5~1.0\mu g/d$。

3）对于有 1 个骨折危险因素，且 GC 使用 ≥ 7.5mg/d 3 个月以上患者；或有 2 个以上骨折危险因素患者：采取一般治疗加双膦酸盐。

双膦酸盐常用药物包括阿仑膦酸钠和唑来膦酸。

阿仑膦酸钠：口服 70mg，每周 1 次，空腹白开水送服，30min 直立，禁食任何饮料、食物和其他药物，注意溃疡病患者慎用，CCr < 35ml/min 禁用。

唑来膦酸：5mg 入 250ml 0.9% 氯化钠注射液，静脉滴注 >15min，每年 1 次，CCr < 35ml/min 禁用。

4）对于用药前就有骨质疏松患者：除外继发因素后，按原发性骨质疏松症处理。

拓展阅读：

[1] Grossman JM, Gordon R, Rangath VK, et al. American College of Rheumatology 2010 Recommendations for the Prevention and Treatment of Glucocorticoid-Induced Osteoporosis. Arthritis Care & Research, 2010, 62(11): 1515‐1526
[2] 中华医学会风湿病学分会. 糖皮质激素诱导的骨质疏松诊治的专家共识. 中华风湿病学杂志, 2013, 17(6): 363-368
[3] 中华医学会骨质疏松和骨矿盐疾病分会. 原发性骨质疏松症诊治指南. 中华骨质疏松和骨矿盐疾病杂志, 2011, 4(1): 2-17

▲　* 传送门

回复「激素」可查看「的松、尼松、米松，傻傻分不清楚」,「激素应用及副作用」

尿尿尿不出尿可有大原因
——神经源性膀胱功能障碍的病因

作　者：干霖洋
审　阅：北京协和医院神经内科　赵静
关键词：排尿

小编按 /　　　"尿尿尿不出尿"和"尿失禁"是很多同志的难言之隐。除了大家耳熟能详的前列腺增生，还有其他导致排尿障碍的病因，比如神经源性膀胱功能障碍。本文主要介绍了神经源性膀胱的病因分类，如果想要了解更多排尿生理相关内容，可去协和八微信公众号查看哦。

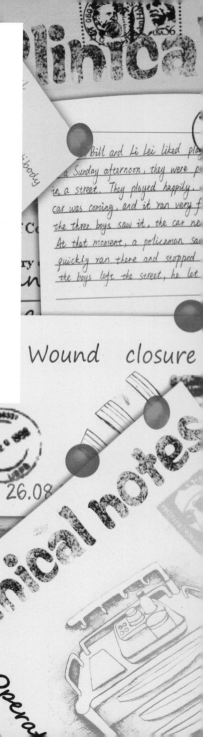

神经源性膀胱主要分为五种。

1. 无抑制性神经源性膀胱

> 由脑干排尿中枢以上病变引起。排尿反射失去抑制，逼尿肌活动亢进。表现为尿频、尿急、急迫性尿失禁。排尿中枢完好，膀胱可排空，随意排尿可启动。
>
> 可见于以下疾病：
>
> **脑血管意外**：急性期类似脊髓休克，逼尿肌无反射，尿潴留；后遗症期：逼尿肌活动亢进，尿频、尿急。是否失禁看病变部位：基底节或丘脑病变不失禁，皮层或内囊病变可能导致括约肌功能障碍。此外，感觉皮层病变可引起膀胱充盈感丧失，导致尿潴留，充盈性尿失禁。
>
> **脑外伤、脑肿瘤**：症状由部位决定。
>
> **正常颅压脑积水**：逼尿肌活动亢进，括约肌协同，尿频、尿急、尿失禁，机制不清。
>
> **帕金森**：黑质神经元减少，失去对排尿反射的抑制。进展期患者出现括约肌舒张运动迟缓，流出道梗阻，导致假性协同障碍（膀胱逼尿肌收缩时外括约肌来不及舒张，于是尿不出来）。
>
> **多系统萎缩**：早期即有严重排尿障碍（45%~95%），尿频、尿急、尿失禁、残余尿多（区别于帕金森病的主要表现）；进展期患者脑桥排尿中枢（pontine micturition cencer, PMC）、Onuf 核、骶副交感神经元丢失（膀胱高反应性 + 括约肌松弛）。

2. 反射性神经源性膀胱

> 脊髓病变（骶髓水平以上），外伤、多发性硬化（MS）最常见。失去随意控制，早期脊髓休克无反应，后期为反射性膀胱。膀胱充盈到一定程度后（小于正常容量）自动排尿，伴有逼尿肌 – 括约肌协同障碍，排尿效率低，残余尿多。

3. 自主性神经源性膀胱

> 骶髓、马尾或外周病变，传入传出都被阻断。膀胱完全无反应，松弛扩张，随后可逐渐挛缩，膀胱变小变肥厚，可能与肌壁间残存的副交感节后神经元有关。

4. 感觉麻痹性神经源性膀胱

盆神经传入受阻，所有反射性收缩丧失，膀胱扩张。常见于后根损伤、脊髓痨、糖尿病。

5. 运动瘫痪性神经源性膀胱

盆神经传出阻断，有憋尿的感觉但无法启动排尿，多数患者可自发缓解，否则遗留充盈性尿失禁。见于多发神经根炎。

拓展阅读：

[1] Benarroch EE. Neural control of the bladder: recent advances and neurologic implications. Neurology, 2010, 75: 1839-1846
[2] Unger CA, Tunitsky-Bitton E, Muffly T, et al. Neuroanatomy, Neurophysiology, and Dysfunction of the Female Lower Urinary Tract: A Review. Female Pelvic Med Reconstr Surg, 2014, 20(2):65-75
[3] Yoshimura N, Chancellor MB. Neurophysiology of Lower Urinary Tract Function and Dysfunction. Rev Urol, 2003, 5 Suppl 8: S3-S10
[4] de Groat WC, Araki I, Vizzard MA, et al. Developmental and injury induced plasticity in the micturition reflex pathway. Behav Brain Res,1998, 92(2): 127-140
[5] Fowler CJ, Griffiths D, de Groat WC. The neural control of micturition. Nat Rev Neurosci, 2008, 9(6): 453-466
[6] Winge K, Fowler CJ. Bladder Dysfunction in Parkinsonism: mechanisms, prevalence, symptoms, and management. Mov Disord, 2006, 21(6): 737‐745

▲　* 传送门

回复「利尿剂」可查看「小小药物本领高，降压利尿水肿消」

08 最不能停

免疫抑制剂哪家强？

腰酸背痛怎么办？

化疗药物懂不懂？

高价单抗听过没？

降糖药有啥学问？

本系列介绍了五类药物的使用方法，因为大家都

知道——

药，不能停！

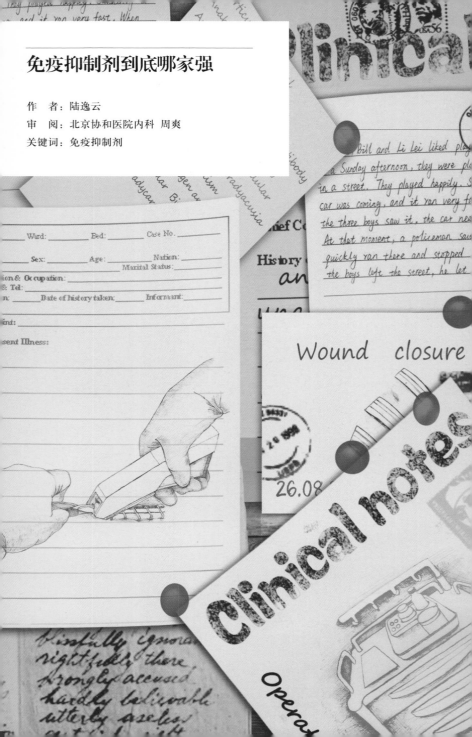

免疫抑制剂到底哪家强

作　者：陆逸云

审　阅：北京协和医院内科　周爽

关键词：免疫抑制剂

分层记忆（表 8-1）

表 8-1　不同免疫抑制剂的分层记忆

最强	CTX 环磷酰胺
	CsA 环孢素 A
	MMF 霉酚酸酯
	FK506 他克莫司
其次	MTX 甲氨蝶呤*
	LEF 来氟米特
	AZA 硫唑嘌呤
较弱	HCQ 羟氯喹
	TII 雷公藤
	SASP 柳氮磺吡啶
	沙利度胺

逐个击破

1. CTX

临床应用：SLE、系统性血管炎，有内脏受累的肌炎/皮肌炎（PM/DM）效果较好，单纯皮肤、肌肉受累的免疫病不首选，滑膜炎效果一般。

用法：

门诊常用：2# qd po。

北京协和医院常用方案：0.2g qod iv 或 0.4~0.6g qw iv。

冲击：0.5~1.0g/m^2，3~4 周一次，累积至 4g 时起效。

减量：经肾脏清除，肾功能不全者注意减量。

不良反应：骨髓抑制、出血性膀胱炎、性腺抑制（育龄期女性注意监测月经），可能提高肿瘤发生率。

2. CsA

临床应用：主要用于 SLE、PM/DM、SSc、白塞病（BD）、难治 RA。

用法：

3~5mg/(kg·d)，1~3 月起效，维持量 2~3mg/(kg·d)。抵抗胃酸及水解酶，口服不被消化。间断监测药物谷浓度。监测 SCr（血清肌酐），若 2~3 周内上升 30% 考虑换药。

　　　　　　　　不良反应：肝肾毒性、高血压（警惕后循环脑病）、多毛、齿龈增生、诱发肿瘤。

3. MMF　　　临床应用：SLE、狼疮性肾炎。

　　　　　　　　用法：剂量 <2g/d，2~3 月起效，用药期间监测免疫球蛋白（Ig），若 Ig 下降警惕严重感染。

　　　　　　　　不良反应：易导致严重感染，但对生殖、造血影响较小。

4. FK506　　 与 CsA 相似，不良反应较 CsA 略小，也要监测药物浓度。

5. MTX　　　临床应用：皮肤、肌肉、关节受累为主的免疫病，如关节炎（RA、PsA、AS）、肌炎（PM、DM）。

　　　　　　　　用法：每周 7.5~25mg，用药次日叶酸解救（MTX 用量的 1/3），逐渐递增。每日用骨髓抑制明显，现多每周给药，6~8 周起效。

　　　　　　　　不良反应：胃肠道反应、肺间质性炎（如已合并肺间质改变不建议使用）、骨髓抑制、肝损。

6. LEF　　　临床应用：关节炎。

　　　　　　　　用法：负荷量 50mg/d × 3d，维持量 20mg/d，1~2 月起效。

　　　　　　　　不良反应：肝损、骨髓抑制、孕妇禁用。对育龄期女性，MTX 停药 3 月可怀孕，LEF 因药物代谢有肠肝循环，停药 2 年以上方可安全怀孕。

7. AZA　　　临床应用：无重要脏器受累的 SLE，狼疮性肾炎及血管炎的维持治疗，治疗效果欠佳的 RA，另外常用于 CTX 累积到足够量后，撤去 CTX，加用 AZA。

　　　　　　　　用法：50~150mg/d 分三次口服。

　　　　　　　　不良反应：可导致严重粒缺（需要监测血象），胃肠道反应、肝损。

8. HCQ 临床应用：DMARDs（缓解病情的抗风湿药），皮肤型狼疮主要用药，SLE 的背景用药（只要无禁忌）。

不良反应：视网膜病变，因此需每半年查一次眼底。

9. TII 临床应用：RA、肾小球肾炎、难治性肾病、BD，起效快（1~2 周）。

不良反应：性腺抑制（精子减少），常用于无生育要求的老年人。

10. SASP 临床应用：关节炎、IBD（炎性肠病）。

用法：小剂量起，0.25~0.5g/d，每周增加 0.5g/d，至 2~3g/d。

不良反应：胃肠道反应，注意磺胺过敏者禁用。

11. 沙利度胺 临床应用：黏膜溃疡、脂膜炎、结节红斑。
（反应停）
不良反应：致畸、周围性神经炎。

拓展阅读：

[1] 唐福林. 风湿免疫科医师效率手册. 第 2 版. 北京：中国协和医科大学出版社，2010

▲ ＊传送门

回复「甲氨蝶呤」可查看「甲氨蝶呤与啤酒不可兼得」

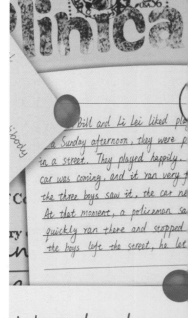

遇到"痛痛痛"，可别只会"贴贴贴"

作　者：辅容

审　阅：北京协和医院肿瘤内科　宁晓红

关键词：止痛

小编按 /　记得有次值夜班，一个患者双侧膝关节疼痛难耐，从乐松（洛索洛芬钠片），逐渐加量，再到曲马多，再往后真就要上吗啡了。作为将要或已经独立值班的咱们小医生来说，对止疼药物仅有一知半解肯定是不行的！所以，我们一起来学习本文吧！

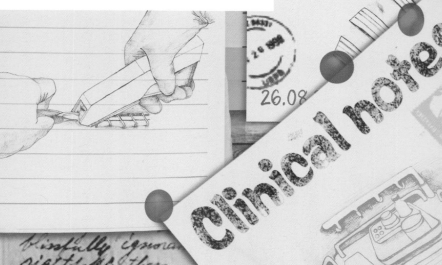

1. 常规止痛药物

第一阶梯：非阿片类药物，指对乙酰氨基酚和 NSAIDs*，它可增强二、三阶药物的效果，有封顶效应。

第二阶梯：弱阿片类药物，以可待因为代表，以及弱阿片类与 NSAIDs 的复合剂、曲马多等，有封顶效应。

第三阶梯：强阿片类，以吗啡为代表，无封顶效应，药效不佳时，可增加剂量。少数人需要增加给药次数或加用辅助用药等，不主张同时加用另一个同类药物。

剂量换算：吗啡口服剂量 × 1/3 ＝ 吗啡注射剂量

吗啡口服日剂量（mg/d）× 1/2 ＝ 多瑞吉透皮贴剂量（ug/h）

2. 强阿片类药物初始剂量的选择

（1）轻度疼痛（NRS 1~3）*

单用非甾体类抗炎药。

非甾体类抗炎药＋阿片类复方剂。

即释剂睡前可加倍服药，以减少夜间给药次数。

（2）中度疼痛（NRS 4~6）

吗啡即释片 5~10mg po q4h，2.5~7.5mg po q2h prn*。

阿片复方剂 1#~2# po q4h，1/2#~1# po q2h prn。

强阿片类镇痛药（见重度疼痛）。

（3）重度疼痛（NRS 7~10）

吗啡即释片 10 ～ 30mg po q4h，5 ～ 15mg po q2h prn。

吗啡缓释片 30mg q12h，备用吗啡即释片。

羟考酮缓释片 10mg q12h，备用吗啡即释片。

芬太尼透皮贴剂 25μg 贴皮 q72h，备用吗啡即释片（疼痛控制不稳定者不适用）。

羟考酮缓释片 10mg q12h，备用吗啡即释片。

3. 强阿片类药物剂量需要调整（表 8-2）

表 8-2　强阿片类药物的剂量调整

用药后疼痛程度	剂量增加幅度
≥ 7 分	50% ~ 100%
5 ~ 6 分	25% ~ 50%
≤ 4 分	25%

例如，某患者用药前疼痛 10 分，用盐酸羟考酮缓释片 10mg q12h，24h 后评估疼痛为 8 分，应将剂量调整为 15 ~ 20mg q12h（根据年龄和耐受性）。

注：芬太尼贴剂不适合用于疼痛控制不稳定、初始使用强阿片类药物的患者。在每日使用吗啡剂量摸索清楚后，可以根据病情或者患者意愿转为贴剂。

芬太尼贴剂的剂量调整方法：

换贴时应贴剂量 = 前一贴的剂量 + 前 3 天内使用的注射剂吗啡的平均日剂量 × 3/2（或口服即释吗啡的平均日剂量 × 1/2）

4. 爆发性疼痛处理

即释吗啡口服剂量 =1/3 × 单次剂量的控释吗啡

吗啡注射剂量 =1/9 × 单次剂量的控释吗啡

例如，某患者长期用硫酸吗啡缓释片 30mg q12h，爆发痛时，口服吗啡 =1/3 × 30 = 10mg，或皮下吗啡 1/3 × 10 = 3.3mg，用药时小数可以四舍五入。

又如，某患者长期用盐酸羟考酮缓释片 20mg q12h，爆发痛时，羟考酮剂量 × 2= 吗啡剂量，口服吗啡 =20 × 2 × 1/3 = 13.3mg，或皮下吗啡 20 × 2 × 1/3 × 1/3 = 4.4mg，用药时小数可以四舍五入。

5. 辅助用药

地塞米松 *：每次 5 ~ 20mg，口服或静脉，酌情。

抗惊厥药：加巴喷丁，普瑞巴林。小剂量开始，剂量需要调整，加巴喷丁日使用剂量可以用到 1800 ~ 3600mg，用药需注意个体化。

抗抑郁药物：阿米替林，用于止痛时一般剂量不需要太大（12.5 ~ 25mg qn）。度洛西汀和文拉法辛也可用作辅助用药。

镇静催眠药：劳拉西泮等。

6. 疼痛在治疗下得到控制的标准

NRS<3 分；或 24 小时爆发痛次数 <3 次；或患者本人对疼痛控制感到满足。

拓展阅读：

[1] 吴东，李骥. 北京协和医院内科住院医师手册. 北京：人民卫生出版社，2012

▲ * 传送门

回复「疼痛那些事儿」可查看「Pain is a four-letter word」,「止住会呼吸的痛！」,「论"小三"氯仿的转正」,「局麻药诞生记」,「阿片和它的小伙伴们 —— 一朵花引发的血案」

回复「疼痛评估方法」可查看「问君能有几多痛，恰似一条横线最右头」

回复「NSAIDs」可查看「垂死痛中问爹娘，解热镇痛哪家强」,「解热镇痛 NSAIDs 强，热痛炎各有所长」

回复「激素」可查看「的松、尼松、米松，傻傻分不清楚」,「激素应用及副作用」,「不做"糖酥"，预防GIOP」

回复「words」可查看「知词知面不知心，qd、tid 到底是啥？」,「升级！医学笔记改造计划」

垂死痛中问爹娘，解热镇痛哪家强

作　者：杨晶

审　阅：北京协和医院内科 姜楠

关键词：解热镇痛药

小编按 / "大夫，8床又发热了！""给乐松！"这是病房里的常见一幕。包括乐松在内的非甾体抗炎药（NSAIDs），也逐渐成了医嘱界几大万金油之一。所谓解热镇痛NSAIDs强，热痛炎各有所长，接下来，就让我们看一看"万能"的NSAIDs吧！

非甾体类抗炎药（NSAIDs）又称解热镇痛抗炎药，具有解热、镇痛、抗炎作用，此外，还具有抗血小板等作用 *。主要作用机制是抑制花生四烯酸环氧化酶，从而抑制前列腺素的合成。其作用及不良反应也皆来源于此。

1. NSAIDs 的作用机制（图 8-1）

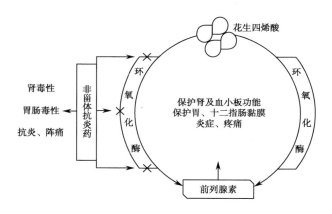

图 8-1 NSAIDs 的作用机制

2. NSAIDs 的适应证

解热：	各种原因引起的发热。
镇痛：	如牙痛、痛经、胆绞痛、肾绞痛、运动性挫伤、术后疼痛。
抗炎：	各种风湿性疾病。
抗血小板：	心脑血管血栓形成。

3. NSAIDs 的不良反应

消化系统：	胃肠道刺激，肝功能损害。
神经系统：	头痛、失眠、感觉异常等。
泌尿系统：	肾毒性（esp. 非诺洛芬）、水肿、高血钾 *。

血液系统： 血细胞减少、凝血障碍（水杨酸类）*。

心血管事件 （esp. 选择性 COX-2 抑制剂）。

4．什么是 COX-2 抑制剂

非选择性 COX 抑制剂：对 COX-1 和 COX-2 均可抑制，无生物学和临床意义上的差别（图 8-2）。

选择性 COX-2 抑制剂：对 COX-2 的半抑制率（IC_{50}）比 COX-1 低 2~100 倍，在治疗剂量具有止痛和抗炎作用，能抑制 COX-2 而不影响 COX-1。在高剂量时，出现 COX-1 抑制相关的副反应。

特异性 COX-2 抑制剂：对 COX-2 的 IC_{50} 比 COX-1 低 100 倍以上，在最高剂量也不显著抑制人体内 COX-1。

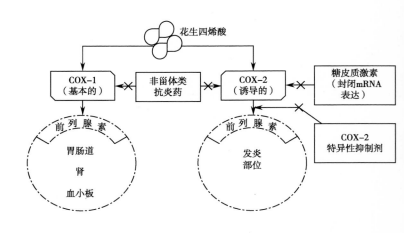

图 8-2　COX-1 与 COX-2

5. NSAIDs 的分类（图 8-3 ）

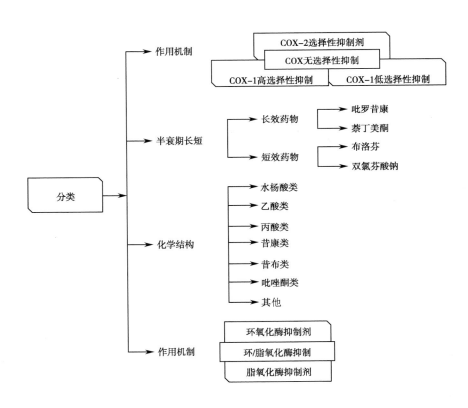

图 8-3 NSAIDs 的分类

179

6. NSAIDs 的临床应用（按化学结构分类）

水杨酸类

主要药物：　　阿司匹林（拜阿司匹灵，阿司匹林肠溶片，赖氨匹林），水杨酸钠。

适用于轻中度疼痛*，可用于治疗风湿热。

临床应用：　　解热、镇痛、各类关节炎、抗血小板凝聚。

注：大剂量应用水杨酸类药物在部分患者可能出现转氨酶升高等肝损害表现。流行病学证据表明水杨酸与 Reye's 综合征有相关性，包括过敏反应（阿司匹林哮喘）、水杨酸反应。

苯胺类

主要药物：　　对乙酰氨基酚（泰诺林），非那西丁。

解热镇痛作用与阿司匹林类似，但抗炎作用弱，对胃肠道刺激小。

临床应用：　　解热、镇痛。

吲哚类

主要药物：　　吲哚美辛（消炎痛栓）。

显著的抗炎及解热作用，抗炎作用强于阿司匹林。

临床应用：　　解热、各类关节炎、急性痛风、Bartter 综合征、抑制子宫收缩。

注：孕妇、儿童、机械操作人员、精神失常、溃疡病、癫痫、帕金森病及肾病患者禁用。

灭酸类

主要药物：　　甲芬那酸，甲氯芬那酸。

抗炎镇痛作用不优于其他 NSAIDs 类，毒副作用明显，仅作为类风湿关节炎、骨关节炎的二线药物。

苯乙酸类

主要药物：　双氯芬酸（扶他林）。
　　　　　　较强的解热镇痛抗炎作用，且可通过抑制脂肪酸进入白细胞，减少细胞内花生四烯酸的浓度。

临床应用：　长期治疗各类关节炎，短期治疗急性肌肉及关节损伤，急性关节疼痛，痛经及术后镇痛。

芳基丙酸类

主要药物：　布洛芬（芬必得），洛索洛芬（乐松），非诺洛芬。
　　　　　　抗炎疗效较强，不良反应比吲哚美辛和大剂量阿司匹林轻。

临床应用：　解热（感染或非感染性发热）、各类关节炎、肌腱及腱鞘炎、痛经。

　　　　　　注：布洛芬半衰期短，每日需多次用药或使用缓释剂型。

苯丙噻嗪类

主要药物：　吡罗昔康，美洛昔康（莫比可）。
　　　　　　抗炎作用与阿司匹林、吲哚美辛相当，不良反应小，半衰期长，抑制白细胞的作用，抑制软骨中的胶原酶。

临床应用：　各类关节炎。

磺酰苯胺类

主要药物：　尼美舒利。
　　　　　　选择性COX-2抑制剂，起效快，作用强，胃肠耐受性好。

临床应用：　解热、镇痛、各类关节炎。

昔布类

主要药物：　塞来昔布（西乐葆），依托考昔（安康信）。
　　　　　　特异性COX-2抑制剂，几乎无胃肠道、肾、血液不良反应，增加心梗风险。

临床应用：　各类关节炎。

7. 各类 NSAIDs 适应证的常用药

解热：　洛索洛芬（乐松），吲哚美辛（消炎痛栓），阿司匹林，赖氨匹林（赖氨酸与阿司匹林的合剂），对乙酰氨基酚（泰诺林），布洛芬（芬必得）。

镇痛：　双氯芬酸（扶他林），洛索洛芬（乐松），吲哚美辛（消炎痛栓），对乙酰氨基酚（泰诺林）。

抗炎：　依托考昔（安康信），塞来昔布（西乐葆），美洛昔康（莫比可），双氯芬酸（扶他林），洛索洛芬（乐松）。

8. NSAIDs 的使用原则

通常只使用一种 NSAIDs，不主张联用，因为疗效增加很少，但不良反应会明显放大。

剂量个体化，应结合临床对不同患者选择不同剂量。

若有 2 ~ 3 种胃肠道危险因素存在时，应加用保护胃黏膜的药物，活动性消化道出血为 NSAIDs 禁忌证。有肝损伤时慎用，肝衰竭为 NSAIDs 禁忌证。

注意与其他药物的相互作用，如 β 受体阻滞剂可降低 NSAIDs 药效，与洋地黄合用时应注意防止洋地黄中毒。

COX-2 抑制剂曾出现严重心血管不良事件（万络事件），但并非只有 COX-2 抑制剂有心血管事件风险，各类 NSAIDs 在应用于存在心血管基础疾病特别是冠心病的患者时均应高度谨慎；未控制的严重心力衰竭为 NSAIDs 禁忌证。

拓展阅读：

[1] 杨世杰. 药理学. 第2版. 北京：人民卫生出版社，2010
[2] 王吉耀. 内科学. 第2版. 北京：人民卫生出版社，2010
[3] 苏冠华，王朝晖. 临床用药速查手册. 北京：中国协和医科大学出版社，2009

▲ ＊传送门

回复「凝血」可查看「五张图教你掌握凝血因子，再也不用怕记不住了！」

回复「抗血小板」可查看「抗血小板药，术前停不停？」

回复「疼痛那些事儿」可查看「Pain is a four-letter word」，「止住会呼吸的痛！」，「论"小三"氯仿的转正」，「局麻药诞生记」，「阿片和它的小伙伴们——一朵花引发的血案」

回复「疼痛评估方法」可查看「问君能有几多痛，恰似一条横线最右头」

回复「止痛」可查看「遇到"痛痛痛"，可别只会"贴贴贴"」

回复「电解质紊乱」可查看「钠钾平衡紊乱」，「高钾的世界你不懂」，「久违的心电图1例」，「道理我都懂，但电解质紊乱怎么补液？！」

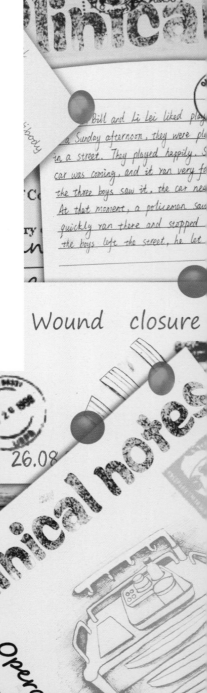

降糖药可有大学问

作　者：陈茹萱
审　阅：北京协和医院内分泌科　陈适
关键词：降糖药

小编按 /　血糖高，怎么办？使用降糖药！你别看这句话说起来简单，小小"降糖药"三个字，其中可是真正品种纷繁、包罗万象。不同的降糖药有什么区别？如何选择合适的降糖药？看完这篇文章，还会傻傻分不清楚吗？

胰岛素类（表 8-3）

表 8-3　胰岛素类降血糖药物

类型	通用名 / 英文名 （商品名举例）	起效时间	达峰时间 （h）	持续时间 （h）
速效胰岛素 类似物	门冬胰岛素（insulin aspart）（诺和锐）	10~15min	1~2	4~6
	赖脯胰岛素（insulin lispro）（优泌乐）	10~15min	1.0~1.5	4~5
	谷赖胰岛素（insulin glulisine）（艾倍得）	10~15min	1~2	4~6
短效 / 常规 胰岛素	普通胰岛素（regular insulin, RI）（诺和 灵 R、优泌林 R）	15~60min	2~4	5~8
中效胰岛素	低精蛋白胰岛素（neutral protamine hagedorn, NPH）（诺和灵 N、优泌林 N）	2.5~3h	5~7	13~16
长效胰岛素	精蛋白锌胰岛素（Protamine Zinc Insulin, PZI）	3~4h	8~10	~20
长效胰岛素 类似物	甘精胰岛素（insulin glargine）（来得时）	2~3h	无峰	~30
	地特胰岛素（insulin detemir）（诺和平）	3~4h	3~14	~24
预混	如诺和灵 R30 为 30% 短效胰岛素 +70% 中效胰岛素	0.17~0.5h	0.5~4	10~24

不同类型的胰岛素的药代动力学如图 8-4。

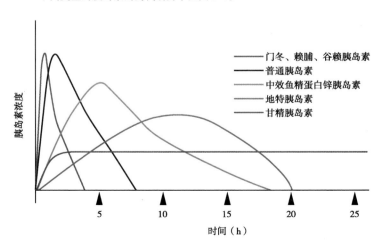

图 8-4　不同类型的胰岛素的药代动力学

其中：

速效胰岛素于饭前 15min 内或饭后立即给药。

短效胰岛素于饭前 30 ~ 60min 给药。

中效、长效胰岛素可于睡前给药。

预混胰岛素可选择每日一次（晚餐前）或每日两次（早餐前、晚餐前）给药。

非胰岛素类（表 8-4）

表 8-4　非胰岛素类降血糖药物

药品	机制	主要不良反应
双胍类 　二甲双胍（格华止）	可能：抑制糖异生，增加糖酵解，提高外周胰岛素敏感性	胃肠道反应（恶心呕吐、腹泻等），乳酸性酸中毒（少见）
磺脲类（SU） 　格列本脲（优降糖） 　格列美脲（亚莫利） 　格列吡嗪（瑞易宁） 　格列齐特（达美康） 　格列喹酮（糖适平）	促进胰岛素分泌	低血糖
非磺脲类促泌剂 　瑞格列奈（诺和龙） 　那格列奈（唐力） 　米格列奈（法迪）	促进胰岛素分泌	低血糖（比 SU 少见）
α 葡糖苷酶抑制剂 　阿卡波糖（拜糖苹） 　伏格列波糖（倍欣） 　米格列醇（奥恬苹）	抑制小肠糖吸收，降低餐后血糖	胃肠道反应（腹胀、排气增加、腹痛、腹泻等）
噻唑烷二酮类 　罗格列酮（文迪雅） 　吡格列酮（安可妥）	结合 PPAR-γ，增加外周胰岛素敏感性	水肿、体重增加
DPP-4 抑制剂 　西格列汀（捷诺维） 　沙格列汀 　维格列汀 　利格列汀 　阿格利汀	抑制 DPP-4 灭活 GLP-1 的作用	过敏
GLP-1 类似物 　艾塞那肽（百泌达） 　利拉鲁肽	促进胰岛素分泌，减少胰高血糖素	胃肠道反应（恶心呕吐等），胰腺炎（少见）
胰淀粉样多肽（Amylin）类似物 　普兰林肽	抑制胃排空，抑制胰高血糖素	胃肠道反应（恶心、腹泻等），头痛

拓展阅读：

[1] 中华医学会糖尿病学分会 . 中国 2 型糖尿病防治指南（2013 年版）.
中华糖尿病杂志，2014, 6(7): 447-448
[2]Laufgraben MJ, Gopalakrishnan G. Tarascon Adult
Endocrinology Pocketbook. Jones & Bartlett Learning, 2013

▲　* 传送门

回复「糖化血红蛋白」可查看「蛋白姓糖，甜到忧伤」

有我单抗在，治病谁更快

作　者：李娟

审　阅：北京协和医院肿瘤内科 应红艳

　　　　北京协和医院内科 沈敏

关键词：单抗

小编按/　　如今，小小单抗可是医学界的大明星！各种单抗的发现和生产为治疗人类恶性肿瘤、自身免疫性疾病等开辟了无比广阔的前景。现在就来看一看，临床上常用的单抗有哪些吧（表8-5）。

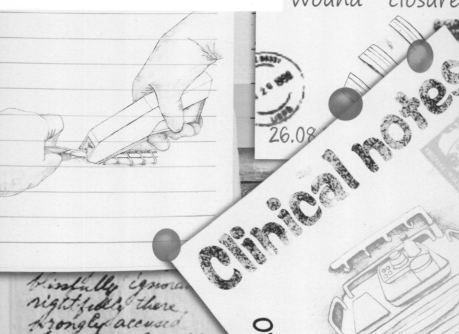

表 8-5 常用单抗及其临床特点

药物名称	靶点	临床应用	不良反应
癌症治疗			
阿仑单抗 /Alemtuzumab	CD52	CLL	
贝伐单抗 /Bevacizumab 阿瓦斯汀 /Avastin™	VEGF	实体肿瘤如结直肠癌，卵巢癌，胶质瘤，肾癌	出血、血栓形成 *、伤口愈合不良、高血压、蛋白尿
西妥昔单抗 /Cetuximab 爱必妥 /Erbitux™	EGFR	晚期结直肠癌，头颈部恶性肿瘤	皮疹、黏膜炎
利妥昔单抗 /Rituximab 美罗华 /MabThera™	CD20	非霍奇性淋巴瘤（B 细胞型）CLL, IBD, RA, ITP,TTP*,ANCA 相关血管炎，狼疮性肾炎	进行性多灶性白质脑病
曲妥珠单抗 /Trastuzumab 赫赛汀 /Herceptin™	HER2/neu	HER2 过表达型乳腺癌，HER2 过表达型晚期胃癌	心功能下降
免疫性疾病治疗			
阿达木单抗 /Adalimumab 修美乐 /Humira™ 英夫利昔单抗 /Infliximab 类克 /Remicade™	可溶性 TNF-α	IBD,RA, 强直性脊柱炎，银屑病，银屑病关节炎	感染如 TB
托珠单抗 /Tocilizumab 雅美罗 /Actemra™	IL-6 受体	RA	
人抗白介素 -1β 单克隆抗体 /Canakinumab Ilaris™	IL-1β	冷炎素相关周期性综合征（CAPS），及其他自身炎症性疾病	
依库丽单抗 /Eculizumab	补体 C5	阵发性睡眠性血红蛋白尿	
那他珠单抗 /Natalizumab	α4-integrin	多发性硬化，克罗恩病	进行性多灶性白质脑病
达昔单抗 /Dacliximab	IL-2 受体	抑制肾移植排斥	
莫罗单抗 /Muromonab	CD3	抑制肾移植排斥	
其他			
阿昔单抗 /Abciximab	血小板糖蛋白 IIb/IIIa	抗血小板，PCI 相关的缺血性并发症预防 *	出血，血小板减少
德尼单抗 /Denosumab	破骨细胞分化因子 / RANKL	骨质疏松症，抑制破骨细胞成熟（类似护骨素），可用于骨转移癌治疗	
地高辛免疫球蛋白 /Digoxin immune Fab	地高辛	地高辛中毒的解毒剂	
奥马珠单抗 /Omalizumab	IgE	阻止 IgE 和 FcεRI 交联，对吸入性激素和 β2 受体激动剂抵抗的过敏性哮喘	
帕利珠单抗 /Palivizumab	呼吸道合胞病毒 F 蛋白	高危新生儿（如早产儿）呼吸道合胞病毒预防	
雷尼珠单抗 /Ranibizumab	VEGF	抑制年龄相关黄斑退化的血管新生	

注：进行性多灶性白质脑病：由于少突胶质细胞破坏导致的 CNS 脱髓鞘和多瘤病毒（JCV）感染有关。AIDS 病人中发病率为 2%～4%。进展迅速，常常致死。Natalizumab 和 Rituximab 会增加其风险。
临床应用不仅仅指说明书上的适应证，也包括一些超说明书（off-label）的临床应用

拓展阅读：

[1] Le Tao, Bhushan Vikas. First Aid for the USMLE Step1.
McGraw-Hill Professional, 2015
[2] Davis C, Harris SR. USMLE Step 1 pharmacology lecture notes
. Kaplan Medical, 2013
[3] Fallahzadeh MK, Khan S, Zibari GB, et al. Local graft irradiation
for kidney allograft rejection: a case series and review of the
literature. Nephrourol Mon, 2014, 28, 6(3): e16262.

▲ * 传送门

回复「TTP」可查看「TTP 与血浆置换，可有大学问」，「关于 TTP 和血浆置换的
小讨论」，「一个"血"字，咋就这么难」
回复「抗血小板」可查看「抗血小板药，术前停不停？」
回复「血栓」可查看「怎么这么弹？ 解读血栓弹力图」

Mark！ 妇科化疗药物

作　者：翁琳倩

审　阅：北京协和医院妇产科 商晓

关键词：化疗

小编按 /　滋养细胞肿瘤、生殖细胞肿瘤、卵巢癌、宫颈癌……想想你有什么招？

常见不良反应：

【骨髓抑制】　　规律：

WBC 减少较早发生，7～14 天左右，1 周左右恢复，呈 U 字形；
PLT 减少较晚发生，9～16 天左右，之后迅速回升，呈 V 字形。

WBC 减少：　　WBC 出现 III° 抑制时使用 G-CSF；若前次化
疗出现严重骨髓抑制 (IV°) 则在化疗结束后
预防性应用 G-CSF；IV° WBC/ANC 抑制时应
预防性使用广谱抗生素，比如三代头孢。

贫血：　　　　口服铁剂，加强营养；必要时考虑
EPO(<10g/dL)；严重时输血、输铁剂。

PLT 减少：　　III° 伴出血倾向以及 IV°（无论是否伴出血
倾向）均应输注血小板。减少活动，避免跌
倒，禁止刷牙（改漱口），软食，保持大便
通畅。可预防性用 TPO 和 IL-11。

【恶心呕吐】　　注意出入量及电解质平衡，保证足够液体、电解质、能量摄入。

5-HT3 阻断剂：抑制肠蠕动，长期应用应防止便秘。昂丹司
琼（枢复宁/欧贝），格拉司琼（凯特瑞/枢星）。
地西泮（安定，10mg）+ 甲氧氯普胺（胃复安，10mg）入
100ml 生理盐水，晚 9 点给药。镇静止吐 + 睡眠。
1/3 量冬眠 1 号肌注，强力镇吐。

常见妇科化疗药物见表 8-6。

拓展阅读：

[1] 吴鸣. 协和妇科肿瘤手册. 北京：人民卫生出版社，2012
[2]《卵巢癌组工作常规 2013 年版》

▲　* 传送门

回复「抗生素」可查看「挑战抗生素」
回复「甲氨蝶呤」可查看「甲氨蝶呤与啤酒不可兼得」

表 8-6 常见妇科化疗药物

分类	抗肿瘤药物	治疗	不良反应	处理
烷化剂	环磷酰胺 (CTX,C)	联合使用，如卵巢癌、滋养细胞肿瘤等	骨髓抑制；出血性膀胱炎；脱发；肝损	测血常规；大量饮水，利尿+美司钠（尿路保护剂）
抗生素类*	阿霉素（表阿霉素与之类似）	属蒽环类，联合铂类、紫杉类、异环磷酰胺（IFO,I)，用于子宫内膜癌/肉瘤	心肌毒性；外渗会导致局部组织坏死	靠症状，体征和 LVEF 来评估心肌毒性；停药
	博莱霉素 (B)	细胞毒类糖肽 ABx, G2 期和 M 期 多联用，卵巢生殖细胞肿瘤	肺炎/肺纤维化	累积剂量 <400mg；定期每月监测肺 CO 弥散功能（DLCO）；贫血时需校正；降至 <70% 或下降 >治疗前 20% 时停用
	放线菌素 D（更生霉素 KSM,A)	单药/联用于滋养细胞肿瘤和卵巢恶性生殖细胞肿瘤	口腔溃疡；脱发；骨髓抑制；局部刺激	多发于舌边及舌根的溃疡可用双氧水漱口，口腔溃疡散；对 PLT 抑制较明显，相关处理见下文；注意防止药物外溢
抗代谢药物	甲氨蝶呤*(MTX)	滋养细胞肿瘤（肌注 or iv or 鞘注）	骨髓抑制；消化道症状；口腔溃疡（多发于唇颊黏膜）；脱发；肝肾损	解毒药：甲酰四氢叶酸
	氟尿嘧啶(5-FU,F)	滋养细胞肿瘤、宫颈癌、外阴癌、阴道癌	腹泻；便血；骨髓抑制；恶心呕吐	腹泻 >3 次/天，停药观察；警惕伪膜性肠炎；禁用止泻药；及时送大便普通细菌培养 & 厌氧培养
	吉西他滨（健择,G)	复发性卵巢癌的主要药物之一，与卡铂联用	骨髓抑制	详情见下文

药物分类	药物名称	临床应用	毒副作用	处理/备注
植物类药	长春新碱 (VCR,V)	粉针剂 (仅可静脉用), 用于卵巢生殖细胞肿瘤, 滋养细胞肿瘤; ("三枪一炮"中的"炮"; 使细胞同步化)	CNS损害; 局部刺激/静脉炎	换静脉或使用PICC管; 静脉炎处可用多磺酸粘多糖乳膏外敷。
	紫杉醇 (泰素,T)	最常用, 几乎所有肿瘤都用; 卵巢癌 (TC三周疗法, TC周疗, TP三周疗法)	骨髓抑制; 过敏反应; 小血管毒性; 神经病变; 关节痛 & 肌痛	预处理 (预防过敏反应): 前6小时 & 12小时分别给Dex20mg; 给药前30～60min分别静脉用"来海拉明50mg+西咪替丁300mg或雷尼替丁50mg"; 营养神经药物B族维生素
	依托泊苷 (VP-16,E)	卵巢恶性生殖细胞肿瘤 (BEP); 滋养细胞肿瘤 (FAEV方案)	骨髓抑制	WBC:7～14天最低; PLT:9～16天最低, 处理建议见下文
铂类	顺铂 (P)	卵巢癌, 宫颈癌, 子宫内膜癌, 外阴癌, 阴道癌; 单药顺铂: 宫颈癌放疗首选	耳毒性; 剧烈恶心呕吐	累积性肾毒性, 每次化疗之前要求肾功能正常; 持续水化 & 甘露醇。胃肠道反应非常突出, 用药后1～4小时发生, 持续24小时左右完全消失需要1周
	卡铂 (C)	卵巢癌, 宫颈癌, 子宫内膜癌	骨髓抑制	剂量累积性骨髓抑制; 每次用量需根据CCr来调整 (药物经肾脏排泄); 警惕铂过敏型复发性卵巢癌中的过敏反应
靶向药物	小分子药物 (-替尼)			
	单克隆抗体 (-tuzumab/ tuximab)			

09 谈话最爱

"医生，我有什么不能吃的？"

"医生，化疗会掉头发吗？"

"医生，拍片子辐射很大吧？！"

一册在手，谈话不愁。

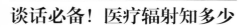

谈话必备！医疗辐射知多少

作　者：干霖洋
审　阅：北京协和医院核医学科　石希敏
关键词：辐射

小编按 /　临床工作中经常会遇到因为怕辐射而对胸片或 CT 心存顾虑的患者，这时候如果我们能够提供一些确凿的数据，就容易说服患者，对一两次放射性检查完全不需要太担心。这篇文章就给大家详细介绍辐射的相关问题，绝对的谈话必备！

1. 辐射强度怎么算

    （1）吸收剂量 D（Gy）

        吸收剂量是指被照射物单位质量中所吸收电离辐射能量值。是描述电离辐射能量的量，适用于任何类型电离辐射和任何类型受照物质。

        须注意的是，在应用此量度时，要指明具体的受照物质，诸如空气、肌肉或者其他特定材料。目前常用的单位是戈瑞（Gy），$1\,Gy = 1\,J \cdot kg^{-1}$。

    （2）剂量当量 H（Sv）

        环境电离辐射的生物效应不仅与吸收剂量值有关，还与辐射的类型、能量和照射条件有密切关系。为了统一描述各类电离辐射对生物体的危害程度，在核辐射防护领域中，引进了一种"剂量当量"的概念，它等于吸收剂量和描述不同射线生物效应的系数的乘积，目前采用的单位是希沃特（Sv）。当量剂量的 SI 单位也是 $J \cdot kg^{-1}$。

2. 电离辐射的生物学效应

    （1）确定性效应（急性组织损伤）

        任何个体接受辐射剂量超过特定阈值后发生，效应的发生率和严重程度随剂量增加而加大，可引起脱发、烧灼感、溃疡、白内障等。

        0.1 Sv 以下的辐射量一般不会发生此效应，临床放射性检查中少见。

    （2）随机性效应（致癌、致畸）

        通常由突变引起，随机发生，无特定阈值，发生的概率随接受的辐射剂量增加而增加，严重程度与受照剂量无关。一般指低剂量电离辐射暴露引起的效应。

        根据国际放射防护委员会报告，1 mSv 有效剂量会增加 5/100,000 的癌症发生率。表 9-1 显示了日常及医疗辐射剂量。

        自然环境中的背景辐射强度约为 2.4 mSv/a，包括宇宙射线（μ 介子和光子）280μSv/a、中子 100μSv/a，^{14}C 12 μSv/a，原始核素及其产物（^{238}U、^{232}Th、^{40}K）光子外照射 480 μSv/a，^{40}K 内照射 165 μSv/a，U、Th 的 α 射线 120 μSv/a。氡气的辐射强度各地差异较大，全球平均 ^{222}Rn 1105 μSv/a，^{220}Rn 91μSv/a。

        可见，氡气及其产物的辐射有效剂量占了所有背景辐射的一半，是仅次于香烟的引起肺癌的第二大元凶。室内的氡来源于岩石、土壤、建筑装修材料、生活用水、化石燃料等。

        不同建材室内的氡浓度见表 9-2。

表 9-1　日常及医疗辐射剂量

吃一根香蕉	0.098 μSv
美国规定机场安检剂量上限	0.25 μSv
口腔科 X 线检查	5 ~ 10 μSv
正侧位胸片	6 ~ 250 μSv
一次体检胸透	150 ~ 180 μSv
低剂量胸部 CT	0.3 ~ 0.55 mSv
美国国会大厦中居住一年的辐射量（花岗岩）	0.85 mSv
头 CT	1.2 ~ 2.6 mSv
一次钡餐（2min）	2 ~ 7 mSv
常规胸部 CT	3 ~ 27 mSv
盆腔 CT	7.0 ~ 10.6 mSv
腹部 CT	5.8 ~ 18.6 mSv
全身 CT	10 ~ 30 mSv
射线相关工作人员单一年份剂量上限（北京协和医院采用连续 5 年以上平均有效剂量上限 20mSv）	50 mSv

表 9-2　不同建材室内的氡浓度（Bq/m³）

建材类型	室内氡浓度
粘土砖	47.4 ± 24.6
混凝土	32.2 ± 4.8
煤渣砖	91.8 ± 12.4
花岗岩	31.5
磷石膏	131 ± 7.2

食物中的辐射主要来自 ^{40}K，可以想见香蕉便是其中比较强悍的。

3. 吸烟辐射有多少

烟草会从土壤、肥料和大气中吸收放射性同位素，主要是放射性 Po。随着燃烧的烟雾吸入的放射性同位素沉积在支气管及肺组织中，不断释放 α、β 射线，可能是肺癌发生的重要危险因素。

吸烟者支气管上皮内 α 射线主要来源有：室内氡和钍的衰变产物、香烟烟雾大颗粒中的 ^{214}Po、^{212}Po 及 ^{212}Bi。沉积在支气管分叉处的 210Po 颗粒。

不同产地的烟草放射性同位素含量不同，其中阿根廷的数据显示吸烟者（30支／日）的辐射剂量为 75~600 μSv/a。埃及数据（20支／日）则为 444 μSv/a，希腊数据（30支／日）为 151.9~401.3 μSv/a。美国波士顿的数据显示 30 支／日的吸烟者气管分叉处局部上皮所受的辐射剂量高达 80 mSv/a，相当于一年做 300 次胸片的情况下皮肤所受的辐射剂量。

最后，附张神图地址！大家需要时可以用电脑打开查查数据（http://en.wikipedia.org/wiki/Sievert，请参照 Dose exapmles 部分）。

拓展阅读：

[1] http://en.wikipedia.org/wiki/Sievert
[2] Armao D, Smith JK. The Health Risks of Ionizing Radiation From Computed Tomography. N C Med J, 2014, 75(2): 126–131
[3] Diederich S, Lenzen H. Radiation exposure associated with imaging of the chest: comparison of different radiographic and computed tomography techniques. Cancer, 2000,89(11 Suppl): 2457–60
[4] 孙福印，贾德林，吴毅，等. 北京市 X 线胸透受检者的体表照射量及其分布. 辐射防护，1985, 5(4): 246-249.
[5] Kalender WA. Dose in x-ray computed tomography. Phys Med Biol, 2014, 59(3): R129‐50
[6] Thorne MC. Background radiation: natural and man-made. J Radiol Prot, 2003, 23(1): 29–42
[7] 卢新卫. 室内空气中氡的来源、危害及控制措施分析. 桂林工学院学报，2004, 24(1): 87–92
[8] Bibbo G, Piotto L. Background ionising radiation: a pictorial perspective. Australas Phys Eng Sci Med, 2014, 37(3): 575‐581
[9] Papastefanou C. Radiation dose from cigarette tobacco. Radiat Prot Dosimetry, 2007, 123(1): 68‐73

▲ ＊传送门

回复「增强 CT」可查看看「同学，带你见识一下 T 三维重建」，「增强 CT 对比剂，你得知道这"碘"事儿」，「天使还是魔鬼？碘对比剂不良反应」，「碘对比剂没那么可怕」，「如何应对碘对比剂不良反应」

化疗不光光是掉头发

作　者：陈颖茜

审　阅：北京协和医院肿瘤内科 宁晓红

关键词：化疗

小编按 /　想到化疗的不良反应，第一反应就是掉头发？太浅薄啦！当你知道了化疗药物的不良反应包括哪些，也就知道了对于化疗的病人，我们应该关注哪些方面的问题啦！

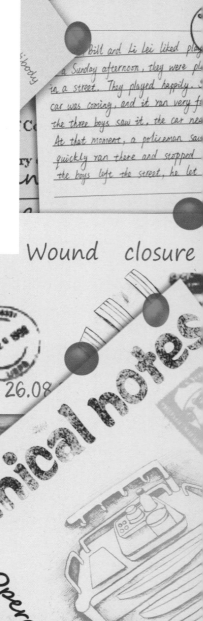

1. 不良反应分级

根据不良反应轻重程度，可将其分 1~5 级，如表 9-3。

表 9-3　化疗不良反应分级

1 级	轻微；无症状或症状极轻，仅检验可发现，无需干预
2 级	轻度的；需要局部的、小的，或非侵入性的干预，工具性日常生活能力量表（instrument ADL）评分下降
3 级	严重的或临床上明显的，但非立即致命的；需入院干预或延长住院时间；残障；ADL 评分下降
4 级	威胁生命的，需要紧急干预
5 级	由于不良反应死亡

注：临床上 5 级少用

2. 化疗中常评估的几个不良反应（表 9-4）。

表 9-4　化疗不良反应的评估

	1 级	2 级	3 级	4 级	5 级
Hgb（g/L）	100 ~ 正常下限	80 ~ 100	< 80，需要输血	危及生命，需要紧急干预	–
WBC（×10⁹/L）	3.0 ~ 正常下限	2.0 ~ 3.0	1.0 ~ 2.0	< 1.0	–
NEUT#（×10⁹/L）	1.5 ~ 正常下限	1.0 ~ 1.5	0.5 ~ 1.0	< 0.5	–
PLT（×10⁹/L）	75 ~ 正常下限	50 ~ 75	25 ~ 50	< 25	–
ALT（升高倍数）	1 ~ 3 倍正常上限	3 ~ 5 倍正常上限	5 ~ 20 倍正常上限	> 20 倍正常上限	–
SCr（升高倍数）	1 ~ 1.5 倍正常上限	1.5 ~ 3.0 倍正常上限	3.0 ~ 6.0 倍正常上限	> 6.0 倍正常上限	–
药物性发热，体温（℃）	38.0 ~ 39.0	39.0 ~ 40.0	> 40.0，<24h	> 40.0，>24h	–
呕吐（两次呕吐间隔 5min 以上）	24h 内呕吐 1 ~ 2 次	24h 内呕吐 3 ~ 5 次	24h 内呕吐≥6 次	危及生命，需要紧急干预	
恶心	食欲减退，饮食不变	经口进食减少，但无明显体重下降、脱水或营养不良	经口摄入热量或液量不足；需要鼻饲管、TPN 或住院治疗	–	–
腹泻	每日便次较平日增加 < 4 次，（瘘袋）排出物轻度增加	每日便次较平日增加 4 ~ 6 次，（瘘袋）排出物中度增加	每日便次较平日增加 ≥ 7 次，（瘘袋）排出物显著增加；ADL 评分下降	危及生命的情况；需要紧急干预	–
脱发	脱发 < 50%，远处看不出来，只有近处能发现；可能需要用不同的发型以掩盖	脱发 ≥ 50%，容易发现，需要用假发或者帽子遮挡	–	–	–
疲惫	疲惫可以通过休息缓解	疲惫不可通过休息缓解，ADL 下降	疲惫不可通过休息缓解，ADL 下降	–	–
窦性心动过速	无症状，无需干预	有症状，需医疗干预	严重，症状明显，需要医疗干预	危及生命的情况；需要紧急干预	–

拓展阅读：

[1] Common Terminology Criteria for Adverse Events (CTCAE) Version 4.0，National Institutes of Health National Cancer Institute.

▲ ＊传送门

回复「化疗」可查看「化疗药物不良事件怎么分度」，「妇科肿瘤常用化疗药及不良反应」
回复「乳腺癌」可查看「乳腺癌背后的秘密」，「乳腺癌的盖尔模型你听说过没」
回复「宫颈癌」可查看「宫颈癌与 HPV 那些事儿」
回复「肝癌」可查看「说新也不算新，原发性肝癌诊疗常规」

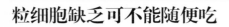

粒细胞缺乏可不能随便吃

作　者：胡立星

审　阅：北京协和医院血液内科 韩潇

关键词：粒缺

小编按 /　粒缺患者可是我们的重点关注对象之一，一旦感染了那可是极严重的。除了勤漱口、勤坐浴之外，饮食卫生也是非常重要却又容易被忽视的一个方面。

粒细胞缺乏患者由于免疫细胞极度缺失极易感染，饮食控制非常重要，目的是限制可能的有害细菌进入胃肠道。良好的饮食控制对患者的预后及转归具有重要意义，因而必须注意合理摄取营养及饮食卫生。具体如下：

1　食用罐装、包装或煮熟的食品。如罐装、包装或煮熟的肉类、蛋类，或家中高温烹饪食品（肉类需维持70℃以上，2分钟；熟食、午餐肉等需再烹饪达到74℃以上）。除以上及医院烹饪食品外，禁止食用其他食品，如在外购买的包子、馒头、面包等。

2　禁生食水果、蔬菜、无壳坚果，如生食苹果、草莓、梨、芹菜、生菜、白菜、生花生等。但可适当食用厚皮水果及带壳坚果，如橘子、橙子、香蕉、西瓜、核桃、板栗等。可适当食用水果罐头，巴氏消毒后的果汁等。

3　禁质硬、油腻、煎炸、辛辣、刺激性、乳制品等食品，比如蛋糕、油条、辣椒、牛奶等。

4　禁饮用生水，应煮沸后晾至温凉饮用。可开水冲茶或咖啡饮用。

5　饭前、便后及接触污物后及时洗手，预防消化道感染。

拓展阅读：

[1] Neutropenicdiet.org. How to Treat Neutropenia or Low White Blood Cells. [2015-01-20]. http://neutropenicdiet.org/
[2] Lund BM. Microbiological Food Safety and a Low-Microbial Diet to Protect Vulnerable People. Foodborne Pathog Dis, 2014, 11(6): 413-424

▲　* 传送门

回复［粒缺］可查看［为什么粒缺患者不让喝牛奶］，［甲氨蝶呤与啤酒不可兼得］

10 最解剖

人生不是"一条道儿走到黑"，遇到"南墙"还是要回头。

医学路亦然。

看不懂神经支配的时候，记不清皮层功能区分布的时候，看着腹股沟区的六个面头大的时候，你是不是也会懊悔当时解剖没好好学？

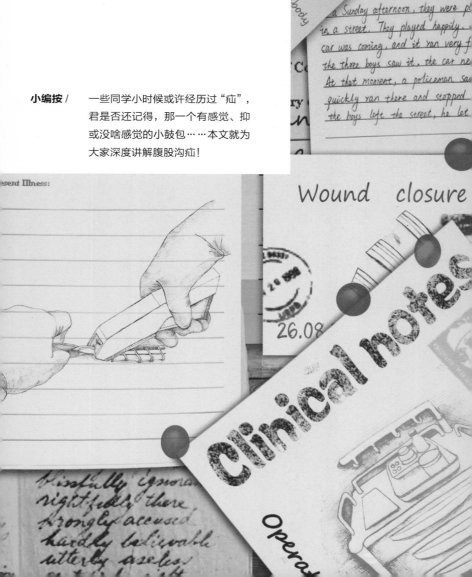

不要"突兀"，搞懂腹股沟疝

作　者：秦韵

审　阅：北京协和医院外科 赵珏

关键词：腹股沟疝

小编按 /　一些同学小时候或许经历过"疝"，君是否还记得，那一个有感觉、抑或没啥感觉的小鼓包……本文就为大家深度讲解腹股沟疝！

腹壁强度降低和腹腔内压力过大是形成腹外疝的主要原因，发生于腹股沟区的腹外疝称为腹股沟疝，其中腹股沟斜疝最常见。

1. 解剖相关知识

腹股沟三角： 腹直肌外侧缘、腹壁下动脉、腹股沟韧带共同构成。
内环： 腹股沟韧带中点向上约 2cm。
外环： 耻骨结节外侧方。
内环→外环： 手术切口从内环切到外环。

2. 斜疝、直疝鉴别诊断（表 10-1）

表 10-1 直疝、斜疝鉴别诊断

	直疝	斜疝
年龄	老年（肌肉力量薄弱）	儿童、青壮年（内环口先天发育不足）
突出途径	直疝三角	腹股沟管
疝块外形	半球形，基底较宽	椭圆形或者梨形，上部呈蒂柄状
回纳疝块后压住内环	疝块仍可再突出	疝块不再突出
疝囊颈与腹壁下动脉的关系	腹壁下动脉在疝囊颈外侧	腹壁下动脉在疝囊颈内上方
嵌顿机会	较小	较大

3. 腹股沟疝的临床表现

诱因： 慢性咳嗽，长期便秘，前列腺肥大，营养不良等。
症状： 腹股沟区可复性肿物，平卧或用手可推回（若不可推回，伴压痛且变硬者，考虑为嵌顿疝）。
查体： 视诊和触诊为主，需描述患者平卧和站立两个体位的情况，包括肿物的部位、大小、形状、是否可回纳。让患者平卧，按住内环口，再嘱患者站立或咳嗽，斜疝者有冲击感，直疝者可见疝块再次突出。
辅助检查： 无特殊。

4. 腹股沟疝的治疗

1周岁以内者暂不手术，嵌顿疝多需急诊手术，手术治疗是成人腹股沟疝的主要治疗方式。

（1）术前：　　常规检查。

（2）麻醉方式：腰麻或局麻，以腰麻最常见，注意腰麻患者需要插尿管，前列腺增生者易出现术后拔管困难，可适当予选择性 α1 受体阻断剂 *。

（3）术式：　　① 巴西尼（Bassini）法：有张力。

　　　　　　　② 无张力疝修补法：

　　　　　　　　原则：严格无菌操作，术野止血彻底和固定补片到位。

　　　　　　　　补片成分：聚丙烯。

　　　　　　　　补片放置位置：腹横筋膜外（Lichtenstein 手术）或腹膜前间隙（后者异物感小、缝针少但难度较大），注意外侧与腹股沟韧带、内侧与耻骨梳韧带连接，耻骨结节处缝结实很重要！

　　　　　　　③ 腹腔镜疝修补术：可进腹腔或不进腹腔，手术创伤小，但操作要求高。

（4）术后：　　沙袋加压 6h，注意清淡饮食，消除诱因（镇咳、通便、前列腺治疗）。

（5）要点：　　① 术后注意切口感染情况，若感染累及深部补片，反复积液化脓，必要时需取出补片，视为手术失败，属于严重并发症！

　　　　　　　② 术后复发率约 3%。

拓展阅读：

[1] 韩显林. 北京协和医院外科住院医师手册. 北京：人民卫生出版社，2012

▲ *传送门

回复「肾上腺素」可查看「拟肾上腺素药物，看多少遍都记不住？」

胳膊受伤，哪些神经遭了殃

作　者：李娟
审　阅：北京协和医院外科 葛冠男
关键词：臂丛神经

小编按 /　　记得上解剖时手臂神经就是一大重点和难点，哪个手指与哪个神经，什么"三个半"啥的，这篇文章为大家整理了上肢受伤所对应的神经损害，协和八喊你来复习啦！

臂丛神经损伤常见的临床表现

① 欧勃氏麻痹 (Erb's palsy)

② 克兰氏麻痹 (Klumpke's palsy) 爪形手（图 10-1）

③ 垂腕

④ 翼状肩胛（图 10-2）

⑤ 三角肌麻痹

⑥ 星期六麻痹 (垂腕)

⑦ 屈肘困难

⑧ 拇指功能障碍（祝福手)

⑨ 手内在肌功能障碍 (爪形手)

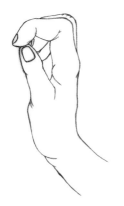

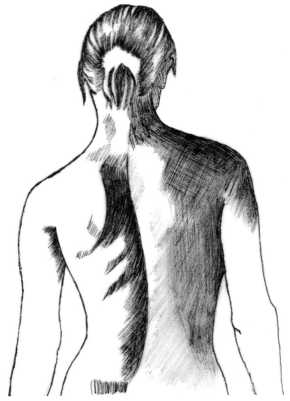

图 10-1 爪形手　　　　图 10-2 翼状肩胛

一、欧勃氏麻痹（Erb's palsy）（表10-2）

表10-2　欧勃氏麻痹特点

受损部位	受损原因	受影响肌肉	功能障碍
C5～C6神经根，牵拉或撕裂臂丛上干	新生儿多由于生产时向外侧牵拉颈部（高位产瘫）；成人多由于外伤	三角肌，冈上肌冈下肌，小圆肌肱二头肌，肱肌，肱桡肌旋后肌	外展受损（手臂贴在身旁）外旋受损（手臂内旋）屈曲（手臂伸直）旋后受损（旋前）

二、克兰氏麻痹（表10-3）

表10-3　克兰氏麻痹特点

受损部位	受损原因	受影响肌肉	功能障碍
C8～T1神经根，牵拉或撕裂臂丛下干	新生儿多由于生产时向上牵拉手臂（低位产瘫）；成人则由于外伤（如手抓住树枝以防止坠落）	手内在肌，蚓状肌，骨间肌，大鱼际肌，小鱼际肌	完全爪形手（蚓状肌的主要功能是屈 MCP 关节和伸 DIP 和 PIP 关节），前臂和腕部皮肤感觉丧失，常合并 Horner 综合征

三、胸廓出口综合征（表10-4）

表10-4　胸廓出口综合征特点

受损部位	受损原因	受影响肌肉	功能障碍
压迫臂丛下干和锁骨下血管	颈肋（异常的第一肋），前斜角肌肥厚，中斜角肌止点异常，臂外展过度，肺上沟瘤	同克兰氏麻痹	手内在肌萎缩，血管压迫引起缺血、疼痛（牵拉上臂可加重）、水肿

四、翼状肩胛（表 10-5）

表 10-5　翼状肩胛特点

受损部位	受损原因	受影响肌肉	功能障碍
胸长神经受损	乳房切除术腋窝淋巴结清扫术后，刺伤	前锯肌	不能把肩胛骨固定在胸廓，导致手臂在水平位置后无法再继续外展

五、上肢神经损伤对应临床表现（表 10-6）

表 10-6　上肢神经损伤及其临床表现

损伤部位	受损神经	临床表现	常见病因
外科颈骨折	腋神经	肩外展受损（三角肌），手臂外旋受损（小圆肌）	外伤
肩关节脱位	腋神经	肩外展受损（三角肌），手臂外旋受损（小圆肌）	运动比赛（过度伸展）、电击
肱骨中段骨折	桡神经	垂腕（肱三头肌免受损害，因为桡神经支配肱三头肌的部位在受损部位之上）	外伤
桡骨头脱位	桡神经	垂腕（由于桡神经支配肱三头肌的部位在受损部位之上，肱三头肌不受损）	手伸展时着地或上拉儿童的手臂
肱二头肌前部	肌皮神经	屈肘受损，前臂旋前受损	外伤（如枪伤）
腕管	正中神经（浅支不受损）	1～3 手指感觉、运动受损，大鱼际肌运动受损，手掌感觉保留	过度使用手腕、肥胖、怀孕、容量超负荷、滑膜炎
髁上骨折（肘部）	正中神经	屈腕受损，1～3 手指屈曲受损，前臂旋前受损，"祝福手"。可影响肱动脉血运而导致福尔克曼氏挛缩（Volkmann ischemic contracture）	手伸展时着地
肱骨外上髁骨折	正中神经	屈腕受损，1～3 手指屈曲受损，前臂旋前受损，"祝福手"	
肱骨内上髁骨折	尺神经	骨间肌受损，4～5 手指屈肌、蚓状肌受损，小鱼际肌受损；腕部尺侧屈曲受损，爪形手	
钩骨骨折	尺神经	骨间肌受损，4～5 手指屈肌、蚓状肌受损，小鱼际肌受损	手掌着地

拓展阅读：

[1] Le Tao, Bhushan Vikas. First Aid for the USMLE Step1. McGraw-Hill Professional, 2015

[2] Le Tao, Krause K. First Aid for the Basic Sciences, Organ Systems. 2nd revised edition. McGraw-Hill Medical, 2011

[3] Canale ST, Beaty JH. 坎贝尔骨科学（第6卷）：创伤骨科. 第12版. 北京：人民军医出版社. 2013

▲ ＊传送门

回复「神经」可查看「那些年，我们背过的神经综合征」,「病变深深深几许？ 歪脖子是病，定位思干缕」

那些年，我们背过的神经综合征

作　者：刘振磊
审　阅：北京协和医院神经内科　徐丹
关键词：神经

小编按 / 不知道大家是不是对《万物生长》里喝醉了酒就开始背"一嗅二视三动眼"的情节感到非常熟悉呢？想起考前吭哧吭哧地记着那些神经综合征的日子，真是历历在目。本文为大家总结了相对高频出现的神经综合征损害部位以及它们的临床表现。

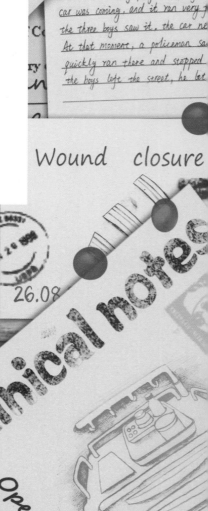

Weber 综合征（大脑脚综合征）【动眼 脊 核 黑】 （图 10-3）

1）动眼神经损害　　病灶侧动眼神经麻痹。
2）皮质脊髓束损害　对侧中枢性瘫痪。
3）皮质核束损害　　中枢性面舌瘫。
4）若累及黑质　　　对侧肢体震颤、强直。

Benedikt 综合征（红核综合征）【红 眼 黑】 （图 10-3）

1）动眼神经损害　　病灶侧动眼神经麻痹。
2）红核　　　　　　对侧肢体舞蹈、手足徐动、共济失调。
3）黑质　　　　　　对侧肢体震颤、强直。

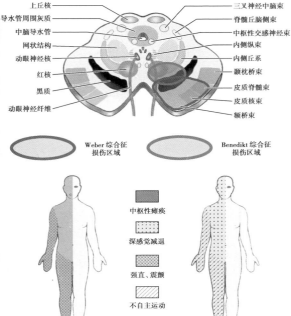

Weber 综合征表现：
动眼神经损害：病灶侧动眼神经麻痹；
皮质脊髓束损害：对侧中枢性瘫痪；
皮质核束损害：中枢性面、舌肌瘫痪；
如累及黑质：对侧肢体震颤、强直。

Benedikt 综合征表现：
动眼神经损害：病灶侧动眼神经麻痹；
累及黑质：对侧肢体震颤、强直；
累及红核：对侧肢体舞蹈、手足徐动
及共济失调。

（邓方）

图 10-3　中脑层面

Milliard-Gubler 综合征（脑桥基底外侧 / 腹外侧综合征）

【展面锥侧内】　　（图 10-4）

1）展神经　　　　　　　　病灶侧展神经麻痹。

2）面神经　　　　　　　　病灶侧周围型面瘫。

3）锥体束　　　　　　　　对侧中枢性偏瘫。

4）脊髓丘脑侧束及内侧丘系　对侧偏身感觉障碍。

脑桥被盖下部综合征【展面侧小内内】　　（图 10-4）

1）展神经核　　　　　　　病侧展神经麻痹。

2）面神经核　　　　　　　病侧面神经核性麻痹。

3）脊髓丘脑侧束　　　　　对侧痛温觉障碍。

4）小脑中脚　　　　　　　同侧偏身共济失调。

5）内侧丘系　　　　　　　对侧深感觉障碍。

6）内侧纵束　　　　　　　眼球震颤、向病灶侧凝视不能。

内侧纵束

孤束

顶盖脊髓束
中枢性交
感神经束
小脑中脚
三叉神经
脊髓束
网状结构
脊髓小脑前束
中央被盖束
红核脊髓束
外侧丘系
内侧丘系
脊髓丘脑侧束
皮质脊髓束

桥脑被盖下部综合表现：

展神经核损害：病灶侧展神经瘫痪；

面神经损害：病灶侧面神经核性瘫痪；

内侧纵束损害：眼球震颤、向病灶侧注视不能；

小脑中脚损害：同侧偏身共济失调；

脊髓丘脑侧束损害：对侧痛温觉障碍；

内侧丘系损害：触觉、位置觉及振动觉减退。

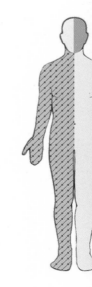

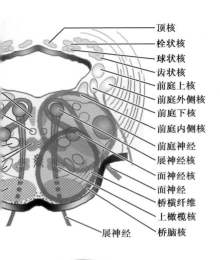

顶核
栓状核
球状核
齿状核
前庭上核
前庭外侧核
前庭下核
前庭内侧核
前庭神经
展神经核
面神经核
面神经
桥横纤维
上橄榄核
展神经　桥脑核

ubler
正

桥脑被盖下部
综合征

Millard-Gubler 综合征表现：

展神经核损害：病灶侧展神经麻痹；

面神经损害：病灶侧周围性面神经麻痹；

锥体束损害：对侧中枢性偏瘫；

如累及脊髓丘脑侧束：对侧偏身感觉障碍。

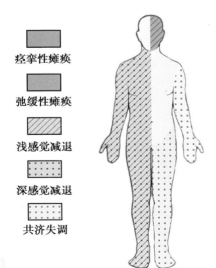

痉挛性瘫痪

弛缓性瘫痪

浅感觉减退

深感觉减退

共济失调

图 10-4　桥脑层面

Dejerine 综合征（延髓旁正中综合征）【舌锥内】（图 10-5）

1）舌下神经   病侧舌肌瘫痪及萎缩。

2）锥体束   对侧中枢性瘫痪。

3）内侧丘系   对侧深感觉障碍。

Wallenberg 综合征（延桥背外侧综合征）
【5、8、疑、9、10，侧、交、绳】（图 10-5）

1）三叉神经脊束及脊束核   同侧面部痛温觉缺失。

2）前庭神经核   眩晕、恶心、呕吐、眼震。

3）疑核及舌咽、迷走神经受损   真性球麻痹（吞咽困难、声音嘶哑、饮水呛咳、同侧软腭低垂及咽反射消失）。

4）脊髓丘脑侧束   对侧偏身痛温觉减退或消失。

5）交感神经下行纤维   同侧 horner 综合征。

6）绳状体   同侧肢体共济失调。

> Wallenberg 综合征表现：
> 前庭神经核损害：眩晕、恶心、呕吐及眼震；
> 疑核及舌咽、迷走神经损害：吞咽困难、构音障碍、同侧软腭低垂及咽反射消失；
> 绳状体损害：病灶侧共济失调；
> 交感神经下行纤维损害：Horner 综合征；
> 三叉神经脊束及脊束核损害：同侧面部痛、温觉缺失；
> 脊髓丘脑侧束损害：对侧偏身痛、温觉减退或丧失。
>
> Dejerine 综合征表现：
> 舌下神经损害：病灶侧舌肌瘫痪及萎缩；
> 锥体束损害：对侧肢体中枢性瘫痪；
> 内侧丘系：对侧肢体深感觉障碍。

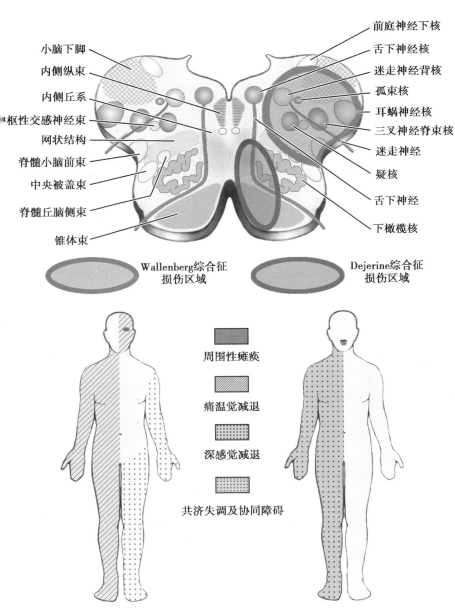

小脑下脚
内侧纵束
内侧丘系
枢性交感神经束
网状结构
脊髓小脑前束
中央被盖束
脊髓丘脑侧束
锥体束

前庭神经下核
舌下神经核
迷走神经背核
孤束核
耳蜗神经核
三叉神经脊束核
迷走神经
疑核
舌下神经
下橄榄核

Wallenberg综合征
损伤区域

Dejerine综合征
损伤区域

周围性瘫痪

痛温觉减退

深感觉减退

共济失调及协同障碍

图 10-5 延髓层面

一个半综合征 （图 10-6）

部位： 一侧脑桥侧视中枢和从对侧交叉过来的内侧纵束同时受累。

表现： 患侧眼球水平固定，对侧眼球不能内收、外展时有眼震。

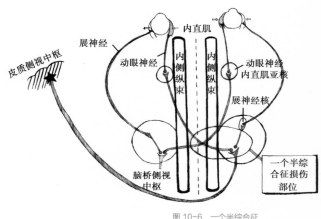

图 10-6 一个半综合征

Horner 综合征【小 干 小 凹】

1）患侧瞳孔缩小。

2）眼裂变小（睑板肌麻痹）。

3）眼球轻度内陷（眼眶肌麻痹）。

4）患侧面部无汗。

脊髓半切综合征（Brown-Sequard 综合征）

表现： 病侧损伤平面以下深感觉障碍及上运动神经元瘫痪，对侧损伤平面向下 1-2 个阶段以下痛温觉缺失。

三偏综合征：

部位： 内囊。

对侧偏身感觉障碍、对侧偏瘫、对侧视野同向性偏盲，常有对侧中枢性面舌瘫。

闭锁综合征（Lock-in syndrome）：

部位： 脑桥基底部双侧梗死，基底动脉脑桥分支双侧闭塞（被盖部的功能保留）。

症状： 仅保留眼球上下运动（中脑动眼神经）及睁闭眼（提上睑肌是面神经双侧支配，而且还有交感神经支配上睑板肌，所以睁闭眼常常不受影响）。

Foster-Kennedy 综合征

部位： 额叶底部（肿瘤多见）。

表现： 病变侧肿瘤直接压迫出现视神经萎缩，对侧因颅内压高而出现视乳头水肿，腰穿压力高。

古兹曼综合征（Gerstmann syndrome）【算 写 指 左右】

部位： 优势半球角回损害。

四主症： 失算症、失写症、手指失认症、左右失认症。

亨特综合征（Hunt's syndrome）

部位： 膝状神经节（带状疱疹病毒感染受累）。

表现：
1）面神经麻痹，舌前 2/3 味觉障碍，听觉过敏。
2）耳廓和外耳道感觉迟钝。
3）外耳道和骨膜上出现疱疹。

拓展阅读：

[1] 吴江. 神经病学. 第 2 版. 北京：人民卫生出版社. 2010

▲ * 传送门

回复「神经」可查看「胳膊受伤，哪些神经遭了殃」，「病变深深深几许？ 歪脖子是病，定位思千缕」
回复「卒中」可查看「卒中那些事儿」

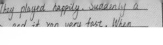

卒中那些事儿

作　者：李娟
审　阅：北京协和医院神经内科 范思远
关键词：卒中

小编按 /　前循环 / 后循环堵塞有什么表现？
大脑中动脉堵塞有什么表现？基底
动脉堵塞有什么表现？这些问题是
不是觉得很是熟悉呢？本文可是缺
血性卒中临床表现的宝典呀！

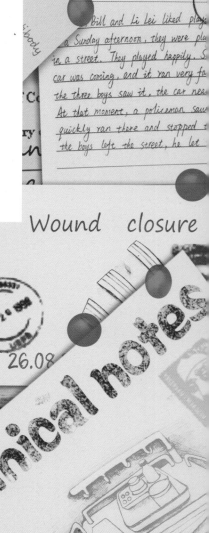

受累动脉	受损区域	临床表现	备注
前循环			
大脑中动脉（MCA）	运动皮层——上肢和面部 感觉皮层——上肢和面部 颞叶（Wernicke area） 额叶（Broca area）	对侧偏瘫——上肢和面部 对侧偏身感觉障碍——上肢和面部 失语：优势大脑（通常是左侧） 偏侧忽略：非优势半球受损（通常右侧）	
大脑前动脉（ACA）	运动皮层——下肢 感觉皮层——下肢	对侧偏瘫——下肢 对侧偏身感觉障碍——下肢	
豆纹动脉	纹状体 内囊	对侧偏瘫	腔梗常发生的部位，常继发于高血压
后循环			
脊髓前动脉（ASA）	皮质脊髓侧束 内侧丘系 延髓尾段——舌下神经	对侧偏瘫——上下肢 对侧本体感觉下降 同侧舌下神经功能障碍(伸舌偏向同侧)	卒中通常累及双侧，延髓内侧综合征（ASA旁正中支和椎动脉梗塞）
小脑下后动脉（PICA）	延髓外侧——前庭核，脊髓丘脑侧束，三叉神经脊束核，疑核，交感神经纤维，小脑下脚	呕吐，眩晕，眼球震颤 同侧脸部和对侧躯体疼痛与温度觉下降 吞咽困难，声音嘶哑，咽反射下降 同侧 Horner 综合征 共济失调，辨距障碍	延髓外侧综合征（Wallenberg）疑核受损是PICA特征表现
小脑下前动脉（AICA）	脑桥外侧——颅神经核；前庭神经核，面神经核，三叉神经脊束核，蜗神经核，交感神经纤维 小脑中脚和小脑下脚	呕吐，眩晕，眼球震颤 面部瘫痪，眼泪减少，唾液减少，舌前2/3的味觉减退 面部同侧痛觉和温度觉减退，躯体对侧疼痛觉与温度觉减退 共济失调，辨距障碍	脑桥外侧综合征，面神经核是AICA受损的特征性标志
大脑后动脉（PCA）	枕叶皮质，视觉皮质	对侧偏盲，黄斑回避	
基底动脉	脑桥，延髓，中脑下部，皮质脊髓束，皮质延髓束，眼颅神经核，脑桥旁正中网状结构	意识和眨眼保留，四肢瘫痪，面部、口和舌的自主运动消失	闭锁综合征
交通动脉			
前交通动脉（ACom）	最常见的是动脉瘤，可以导致卒中。囊状动脉瘤可以累及颅神经	视觉区域受损	通常是动脉瘤而非卒中引起
后交通动脉（PCom）	囊状动脉瘤常发部位	动眼神经麻痹（眼向下和外，伴随眼睑下垂，瞳孔散大）	通常是动脉瘤而非卒中引起

拓展阅读：

[1] Le Tao, Bhushan Vikas. First Aid for the USMLE Step1. McGraw-Hill Professional, 2015

▲ ＊传送门

回复「神经」可查看「那些年，我们背过的神经综合征」，「病变深深几许？歪脖子是病，定位思千缕」，「胳膊受伤，哪些神经遭了殃」

11 最难归类

缝线有几种？你有多疼？

看起来似乎没什么联系，小编想破脑袋也没挖掘出其内在联系。就让这几篇文章成为我们内心的蚊子血吧TOT

洛阳亲友如相问，就说我在练缝皮

作　者：虞雁南
审　阅：北京协和医院整形外科　曾昂
关键词：缝皮

小编按 /　试问，哪一个优秀的外科医生不是经过了在葡萄皮、香蕉皮、橘子皮、鸡皮、猪皮上苦练缝合技术，才修炼成精湛的技术。好了，想要成为外科医生的你，赶紧拿起器具练习吧！

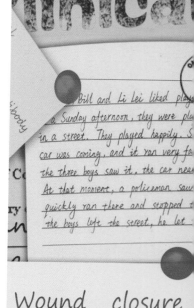

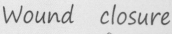

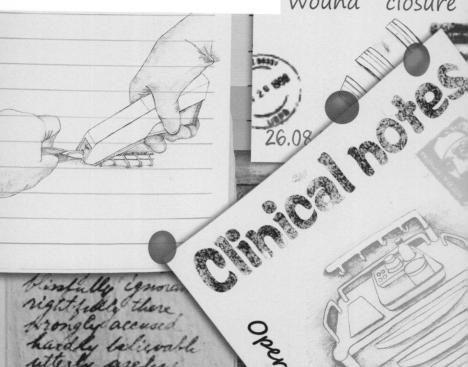

1. 单纯间断缝合（图 11-1）

缝合的金标准，最常使用的缝合方法。

缝针以一定角度进入皮肤，可稍向远离皮肤切缘穿入真皮层。这样做的目的是使缝线的基底部（真皮层）比表面的缝线（皮肤表面缝线的进出点间距离）要宽，使得缝线在皮肤切面上形成三角形——达到外翻效果（有利于皮肤愈合）。同时需要注意切口两边进针深度要一致，否则切口两侧皮面高低不平甚至部分重叠，影响愈合。

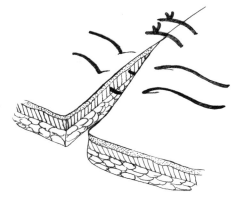

图 11-1　单纯间断缝合

2. 垂直褥式缝合（即外翻缝合，图 11-2）

希望达到外翻效果，而单纯间断缝合效果不理想时，可以使用垂直褥式缝合（能够显著降低切口皮肤张力）。但是如果拆线不及时，缝线压迫、勒紧局部皮肤而造成瘢痕和局部组织坏死（尤其伴随术后皮肤水肿时），这种缝合方法将产生最明显的瘢痕。可与单纯间断缝合同时使用，减少对皮肤的压迫、减轻瘢痕生成。

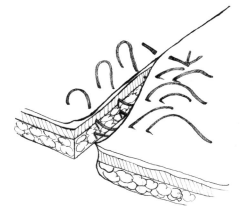

图 11-2　垂直褥式缝合

3. 水平褥式外翻（图 11-3）

亦可减少伤口处张力，可应用于关闭较大皮肤缺损和缝合有显著张力的皮瓣中。水平褥式外翻在掌跖部皮肤缝合中十分有优势，甚至远优于垂直褥式外翻。

由于部分缝线与伤口平行，理论上讲水平褥式外翻可勒紧表皮血管以协助伤口止血。与垂直褥式外翻相同，水平褥式外翻也会造成表皮的绞窄。

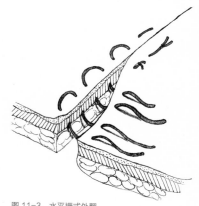

图 11-3　水平褥式外翻

4. 皮内缝合（图 11-4）

包括连续缝合和间断缝合。这种缝合方式可使皮缘精准对合的同时，尽可能减少疤痕的产生。操作时需要确保两侧进针保持在同一水平，如使用不可吸收缝线则于 1～2 周后拆线。

固定线尾的方法非常多，可观察不同外科医生的操作方法。

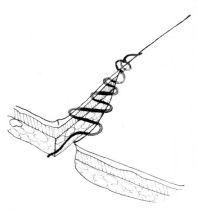

图 11-4　皮内缝合

5. 半埋式水平褥式缝合（图11-5）

适用于切口一侧留线结，另一侧隐藏缝线（即不留瘢痕）的情况。例如在乳房缩小整形术中，可将线结留在乳晕侧，乳房皮肤侧则不留瘢痕。另外，也可应用于发际线、唇、眼睑等处。

另外，在固定皮瓣的尖端时，此种缝合方式与单纯间断缝合相比可以较均匀地分布皮瓣尖端的张力，减少对局部血运的影响，保证切口顺利愈合。

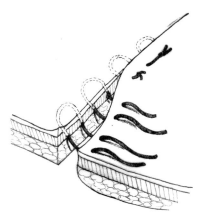

图11-5 半埋式水平褥式缝合

6. 单纯连续缝合（图11-6）

优点是操作快速简便，缺点是该方法不同程度地造成伤口对合不齐，因此缝合的准确性不如单纯间断缝合法，不建议在面部使用（有文献推荐在眼睑、耳部使用）。对伤口起到压迫止血的作用，因此在头皮缝合中比较实用。

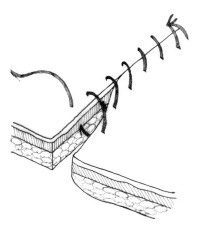

图11-6 单纯连续缝合

7. 皮钉 （图 11-7）

可以节约缝合时间，也可以作为皮瓣缝合前的临时固定。

钉皮钉时使用止血钳或镊子协助外翻皮缘有助于对合和防止皮肤内翻。另外，皮钉也必须尽早移除，以避免瘢痕生成。

皮钉特别适用于带毛发的伤口（不存在线结与毛发混淆的情况，影响拆线）。

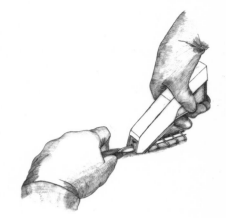

图 11-7 皮钉

8. 皮肤胶带（图 11-8）

可有效地对合伤口，但通常需要同时缝合真皮层，以减少张力、防止内翻。也可用于拆线后继续提供闭合伤口的外力。

图 11-8 皮肤胶带

9. 皮肤黏合剂

或许在伤口闭合方法中将占有一席之地，适合于无张力的、已由深层缝合提供张力的伤口。

本身没有外翻皮缘的功能，仍需要较深层次的缝线来提供外翻效果。

值得注意的是，临床实践中伤口情况五花八门，对付特殊情况时，这些缝合方法仍有许多衍生方法，读者可以阅读相关参考文献。

拓展阅读:

[1] Charles HT, Geoffrey CG, Kevin CC et al, Grabb and Smith's Plastic Surgery. Lippincott Williams and Wilkins, 2013

[2] Adams B, Anwar J, Wrone DA, et al. Techniques for Cutaneous Sutured Closures:Variants and Indications. Semin Cutan Med Surg, 2003, 22(4):306-16

[3] Hochberg J, Meyer KM, Marion MD. Suture Choice and Other Methodsof Skin Closure. Surg Clin North Am, 2009, 89(3):627-41

▲ ＊传送门

回复[疤痕]可查看[整形科教你不留疤！]

回复[缝线]可查看[缝线里也有大学问]

缝线里也有大学问

作　者：桂欣钰
审　阅：北京协和医院整形外科 斯楼斌
关键词：缝线

小编按 /　俗话说，"工欲善其事，必先利其器"。你知道什么是 1 号线吗？你知道什么是 4/0 线吗？你知道什么叫扣线吗？对于初入手术室的菜鸟，听着老师和护士姐姐对话中的各种线，是不是感到十分茫然呢？小小的缝线也含有大大的学问哦，赶紧学习一下吧！

总的来说，缝线的作用主要有两个：第一是在手术中缝合各类组织和脏器，闭合相关组织和切口；第二是结扎缝合血管，起止血作用。手术中，缝线的作用可以归结为：①闭合切口或创面；②结扎各类管道，如血管、输尿管、胆囊管等；③牵引组织，便于暴露术野。

一、缝线的分类

从吸收性来看，分为不可吸收线和可吸收线。

从材料来源来看，分为天然缝合线（如动物肌腱缝线、羊肠线、蚕丝和棉花丝线）和人造缝合线（如尼龙、聚乙烯、聚丙烯、不锈钢丝和金属钽丝）。

从其物理形态来看，分为单丝线和编织线。

各种缝线的粗细以号数与零数表示。号数越大表示缝线越粗，常用的有 0#、1#、4#、7#、10#。零数越多表示缝线越细，常用的有 1/0~10/0。0#、1#、4#、7# 分别与 4/0、3/0、2/0、1/0 线粗细相当。

二、几种手术室非常常用的缝线

1. 不可吸收线　　（1）丝线：是外科最广泛、基本使用的编织缝线。柔软强韧，容易操作。多用于缝合体内各种组织、脏器及血管等。在组织内反应小，但在体内不吸收而形成异物。一般缝线多采用黑色，操作时易与组织区分。常用型号为 0#、1#、4#、7#、10#，线长 60 cm 或 70 cm。丝线不宜重复消毒使用，以免影响张力。

　　（2）尼龙线：即聚酰胺纤维缝线，系人造纤维制成，属于单丝线。抗张力及韧性皆强于丝线，在组织内反应小。型号有 6/0~11/0，常用于血管、神经的吻合与修补，也用于输卵管的吻合。在整形外科，常用 5/0 或 6/0 单丝尼龙线缝合面部皮肤切口，以达到美容缝合效果，尽量减少瘢痕以及"蜈蚣腿"样瘢痕 *。

2. 可吸收线　　特点是无毒，具有良好的生物性，可生物分解吸收、强度高、可塑性好。它与人体组织的相容性良好，无致癌性和变异反应，同时还具有不错的机械强度和耐久性，以及有良好的加工性能，是一类比较理想的手术缝合线。

（1）薇乔：由强生公司推出，是一种化学合成编织的可吸收缝线，成分为聚糖乳酸，是用聚羟基乙酸包膜的缝线，表面光滑、吸收快、损伤小、组织反应小。其型号有 1/0~7/0 等，分为带针与不带针。针有大针、小针、圆针与三角针之分，使用时应根据临床用途进行选择。薇乔的有效伤口支撑时间 30 天，完全吸收需要 60~72 天。常用于肠道、胆道、肌肉、关节囊、子宫、腹膜等组织脏器的缝合。

（2）Dexon：由乙醇酸的聚合体制成的编织缝线，多用于皮内缝合，术后无需拆线。这里需要特别介绍的是一种新型线——Quill 线，亦称为倒刺线（图 11-9），也是一种可吸收线，是由聚二噁烷酮构成。Quill 缝线表面有三维的微小倒钩，约每 1cm 中含 3 组三维倒钩，在缝线的正中有约 1cm 没有倒钩，呈对立状的倒钩向两边延伸，并与缝合针相连接。Quill 线上的双向倒勾以 360° 均匀紧凑分布，使得缝合伤口组织张力平均，可一次完成连续缝合。因为无需打结，两名医生可以同时缝合，提高手术效率，缩短手术时间。常用于肾脏部分切除后的缝合，以及整形面部除皱手术。

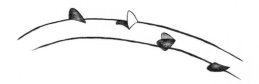

图 11-9　Quill 线

三、缝线实战演练

以上介绍了缝线的理论知识，下面我们以骨科手术为例，实践一下手术缝线的选择：

| 1. 深筋膜 | 这一层基本采用 1/0 薇乔进行间断缝合，这样做的好处：①薇乔有足够强的力度，不容易断裂；②薇乔为可吸收线，远期可以被完全分解；③间断缝合的好处有，即使一个结松了，也不会影响到其他的结。近来 2# 倒刺线也越来越多地被用在了深筋膜的缝合上。 |

| 2. 皮下组织 | 这一层可以采用 2/0 薇乔间断缝合，亦可以采用 0# 倒刺线进行连续缝合。 |

| 3. 皮肤 | 这一层的缝合方式比较多 *。 |

采用普通的 4# 丝线进行间断缝合：术后根据愈合时间进行拆线，术后大部分会留下"蜈蚣"样疤痕。

采用 4/0 Dexon 进行皮内缝合：术后无需拆线，适用于爱美人士及希望术后早期出院的患者。

采用"扣线"的方式进行皮内缝合：术后拆线简单，把两端的两个"扣子"拿掉，牵扯一端就可以把整条线都抽出来了。

采用 3/0 线倒刺线进行皮内缝合：术后不需要拆线。

可以用"订书机"对皮肤进行缝合：比如在全膝关节表面置换术的切口上目前基本都是采用"订书机"，其优势是抗张力强，能很好地适应术后膝关节功能的锻炼。

拓展阅读：

[1] 田彭，黄晓元. 医用缝合线的研究进展. 中华损伤与修复杂志（电子版），2006, 1(1): 47-48
[2] 韩文锋，毕岩，赵文等. Quill 缝线在膝关节初次置换中的临床应用. 中国骨与关节损伤杂志，2014, 29(1): 71-72
[3] 吴利群，医用缝合线（PPT）

▲ * 传送门

回复「缝皮」可查看「洛阳亲友如想问，就说我在练缝皮」
回复「疤痕」可查看「整形科教你不留疤！」

问君能有几多痛，恰似一条横线最右头

作　者：陈颖茜

审　阅：北京协和医院麻醉科　张雪

关键词：疼痛评估方法

小编按/　曾经有一篇文章《"分手之痛"VS"分娩之痛"谁更痛？》风靡朋友圈。虽然我们无法直接客观测量"疼痛"的程度，但我们有很多将疼痛量化的方法。

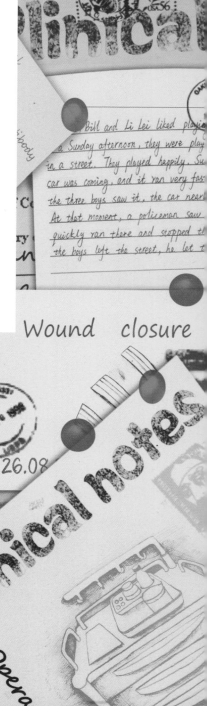

临床上，我们经常问患者"最不痛是 0 分，最痛是 10 分，
你给自己的痛打几分？"然后不假思索地在病历里记上
"VAS 评分 X 分"。单纯的你，可知自己被蒙骗了多久……

NRS 评分

事实上，上面这种疼痛评估方法，叫 Numerical Rating Scale
（NRS），数字疼痛分级法，也就是说，我们记录下来的应该是
"NRS 评分 X 分"。

数字疼痛分级法有很多种标准，你既可以让患者从 0~10 选个
数字，也可以让其从 0~20 选个数字，甚至还可以 0~100 选个
数字！当然啦，0~10 由于最不纠结，还是最常用的。

VAS 评分

那 VAS 评分又是什么呢？其全称为 Visual Analogue Scale（VAS），
即视觉模拟评分法，即用下面这个尺子（图 11-10）：

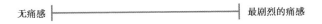

图 11-10　VAS 评分

患者在上面画出最能符合他疼痛的那个点，然后用尺子量出疼
痛的数值。

GRS 评分

这时候你该吐槽了，这多麻烦呀！

所以，就有了以下这个加了指导语的改良版，Graphic Rating
Scale（GRS），即图标登记评估法，并且推荐用 10cm 或 15cm
的这种整长度的尺来评定，以方便测量（图 11-11）：

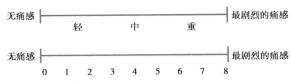

图 11-11　GRS 评分

但这个的弊端也是显而易见的，由于有图标，多多少少还是会影响患者的评分，尤其是"新手"患者的评分，相比来讲，VAS 评分还是最客观的。

好了，插个小问题，你觉得我们平时用得最多的是哪种评估方法呢？

哈！我猜你一定回答 NRS。

其实，我们平时用得最多的，是更接近 Verbal Rating Scale (VRS)，即文字描述评估法的方法，不是吗？

"你有多痛，是一点点痛，很痛，还是不能忍受的痛？"其中，除了"一点都不疼"和"极度的难以忍受的疼痛"是被确定的两个极端点外，也是有多种评分系统，常用的是 4 点评估法和 6 点评估法，如无痛、微痛、中度疼痛、重度疼痛、剧痛。

面部表情评估法

如果你觉得以上这些方法都还不够直观的话，那 Wong-Baker FACES® Pain Rating Scale（Wong-Baker 面部表情评估法）该够直观了吧（图 11-12）!

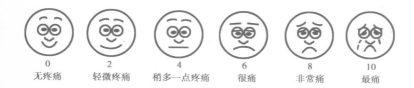

| 0 | 2 | 4 | 6 | 8 | 10 |
| 无疼痛 | 轻微疼痛 | 稍多一点疼痛 | 很痛 | 非常痛 | 最痛 |

图 11-12　Wong-Baker 面部表情评估法

上面说的都是评估疼痛严重程度的方法，如果想评估疼痛的影响程度，那最受欢迎的非 McGill 疼痛问卷莫属了。该问卷考虑了患者的生理感觉、情感因素和认知能力因素等各个方面，更为全面，但也会受到相应的主观因素的影响。

好啦，这里说的都是比较常用到的疼痛评估法，但对小孩、婴儿、老人、昏迷患者等特殊人群则分别有特殊的疼痛评估方法，感兴趣的亲自己去查查吧！

拓展阅读：

[1] Haifeli M, Elfering A. Pain assessment. Eur Spine J, 2006, (15 Suppl 1): S17-24

▲ * 传送门

回复「疼痛那些事儿」可查看「Pain is a four-letter word」,「止住会呼吸的痛！」,「论"小三"氯仿的转正」,「局麻药诞生记」,「阿片和它的小伙伴们——一朵花引发的血案」

回复「止痛」可查看「遇到"痛痛痛"，别只会贴贴贴」

后记：
闲话瓜子花生下午茶

——"协和八"是怎样炼成的

1. 小编们是怎样聚集起来，开始了微信公众号的事业？
    取名"协和八"有什么意义呢？

异叶青兰：　之前可从来没有想过这是"事业"呢，一开始我们可就是一个班级通知微信号呀！这也解释了这个名字"协和八"的由来了，我们本来是北京协和医学院08级的童鞋。粉条一个人鼓捣了几天后，拉了我们几个人凑在一起。

粉条儿菜：　哈哈！没有异叶青兰说的"鼓捣了几天"，就一两天吧！班级以前做过一个手机 APP，但那个 APP 简直是龟速，有人建议还是申请个微信公众号吧，大家都说好，于是就着手做了。
　　小编们的相聚是个不能再普通的午后，前后大概半个小时，队伍就建立了，有排版强迫症、把每个复习讲义都排的无比精美的小二仙草，有喜欢画画、给我们做了大量总体外观设计的阿月浑子，有大学霸、做了多年编辑社工的灯盏细辛，有勤劳肯干、踏实靠谱、人缘棒棒的一枝黄花，有热情爆棚、奇思妙想叠出的异叶青兰，还有三个月后加入的、两个月度被内部评选为"最佳小编"全能小编六月雪叶。当然啦当时主要图个开心，"协和八"是属于大家的。

一枝黄花：　当时考虑到需要具备各种特质的"人才"，而我自己最初是以"逗比"的角色被拉进来的……

小二仙草：　后来公众号的关注者越来越多，有读者猜测"八"是不是"八年制"的意思，顿时让小编们觉得"协和八"这个名字取得是多么有深意啊！

2. "协和八"中，各个科室的知识都有涉及，还有文艺大触的身影出现。编辑及作者们涉猎好广，却都艺名加身，他们到底是什么身份？不是协和医院的可以投稿至"协和八"么？

阿月浑子： 大部分的作者都是同校的学生，因为我们基本所有科室的知识都会学习到，所以才能呈献给读者丰富多彩的内容。

异叶青兰： 哎，神秘感就这样没有啦【哭】……

灯盏细辛： 编辑们的艺名都是一些中草药的名字，既与医学有些关系，又不失文雅……哈哈，"粉条儿菜"可能有点儿例外……

六月雪叶： 最开始我们只是各施所长写写自己喜欢的东西，原始的动力是"分享的乐趣"，或文艺或逗比，只是风格而已。

粉条儿菜： 还有一些系列文章，比如麒闻医事系列、疼痛那些事儿系列、安宁疗护系列，以及一些热门文章，如《太阳照旧升起》等，是老师或者师兄师姐主动提供的，让我们感动和珍惜。我不想唱颂歌，但在他们身上，我看到了那些存在于书本中的医学前辈的身影，他们将老一辈的精神继续延续着。
目前专业类文章限定于协和医院或协和医学院，是因为我们还无法核实其他学校或医院作者的身份。

一枝黄花： 而人文方面的文章，天南海北的都欢迎！

异叶青兰： 欢迎欢迎！稿件可以发送至我们的邮箱哦～～

8@xieheba.com

3. 从"一页手册"到"领导来了",
   这些栏目都是怎样出现的呢?

   灯盏细辛: 拍~脑~袋~

   阿月浑子: 头脑风暴呗~可能突然脑子里的哪一根筋一动,就想到
                "是不是怎样怎样比较好?"然后就在微信群里一说。经过
                集思广益的优化,就成了现在这个样子。

   异叶青兰: 这些大家耳熟能详的栏目,都已经是经过大浪淘沙保留下
                来的栏目啦!我们其实本来有很多很多栏目的,但是由于
                有些栏目文章来源过少、或者关注较少,后来就慢慢的退
                出历史舞台啦……沧海桑田【叹息】

4. 文章从定下题目到出现在公众号上面,
   经历了哪些程序?

   小二仙草: 定下题目→招募作者→写作→小编改→作者改→小
                编改……(此处应有 n 个循环)→作者改→老师改→作
                者改

   异叶青兰: 一直到大家都满意了,就可以排队等着发表啦~~~

5. "协和八"的标题简直绝了！
　　说，你们的脑洞怎么那么大？

阿月浑子：　　真是太有才了，题目怎么想的这么赞，哎～没辙，就是这么棒！嗯嗯！

一枝黄花：　　平时多看点无聊的东西呗，一定是要跟上潮流。

灯盏细辛：　　一个人的脑洞就很大，七个人加起来脑洞就更大～

异叶青兰：　　这都是环境所迫呀……就我而言，以前我起题目还是挺中规中矩的，怎奈粉条每次发表之前都要改我起好的标题，他的那些标题脑洞都开到九霄云外去了，久而久之，也是为了节省他的脑洞，大家也纷纷开了……

六月雪叶：　　想当年我们的题目还很淳朴，然而在某粉条的影响下，脑洞已经越来越大了。

粉条儿菜：　　哈哈哈哈这个问题必须我来答，被称为标题小王子这种事我能乱说？

小二仙草：　　小编们的脑洞会一直为你们敞开！

6. "协和八"对于你们来说是什么？ 它的定位是什么？

异叶青兰： 是我们的精神花园～想到协和八，心里就会觉得无比
充实～

灯盏细辛： 对于我们来说，"协和八"是一份寄托、一种情怀、一片净
土、一份骄傲。

六月雪叶： 我心中的"协和八"，是在这样的碎片时代仍能提供深刻思
想和缜密逻辑的地方，是在这样一个混沌的环境中仍能保
持清明和理性的小天地。

粉条儿菜： 据说养成一个习惯只需21天，从去年10月21日到现在，
过去多少个21天了，对我来说，"协和八"已经是一种生
活方式了。

阿月浑子： 协和八可能已经成为了生活中的一部分了吧，有时生活中
遇到点事情也会想"这个话题在'协和八'上发表会不会很
好？"。这是一个充满理想的地方，也是我们青春中最重
要的一部分。

小二仙草： 对我来说，"协和八"更像是一个为协和人、为医学生、为
所有对医学抱有热情的人提供便利、交流学术、交流思想
的平台。

一枝黄花： 说是事业太过了，或许称作心爱的宝贝或小孩更合适。

7. 小编们付出了什么？ 收获了什么？

异叶青兰： 付出的最多的肯定是时间啦～不管是沟通、还是排版，所有的事情都是依靠时间来完成的呢～

灯盏细辛： 收获了同学和临床大夫的支持和肯定。收获了更大的脑洞。

六月雪叶： 付出的是心血，收获的是信任。

粉条儿菜： 如果我们做出了哪一点点的成绩，所依赖的，大概就是我们没有计算过付出了什么，收获了什么。甚至可以说，所依赖的，是作者们，是审稿老师们，是所有帮助过我们的同学、老师们，都没有计较过付出了什么，都没有问过我们能收获什么。

一枝黄花： 付出了热情，而收获的太多，友谊、知识、能力、眼界……

阿月浑子： 如果不是"协和八"，我们有些小编之间可能只是"同学一场"，而"协和八"让我们成为了"挚友"，更是"伙伴"。

8. 各位小编都是医学生，马上面临着毕业的问题，以后你们各奔东西了，"协和八"怎么办？

灯盏细辛： 自己的亲生孩子，是不会撒手不管的。

六月雪叶： 也许有一天你会突然发现，"协和八"的小编已经换了一批又一批，但他没有消失。

粉条儿菜： 毕业后，"协和八"何去何从，我们真的很难算到，至少，"协和八"仍可以承载我们的喜怒哀乐。不忘初心，方得始终。"

小二仙草： 我们的周围有许多志同道合的小伙伴们，"协和八"是属于我们大家的，相信"协和八"绝不会因为我们的毕业而终止。

异叶青兰： 人可以各奔东西，但心并没有！

阿月小二： 小编们与"协和八"的感情很深，彼此合作也非常愉快。我们希望永远是"协和八"的一份子，希望永远做下去。

一枝黄花： "协和八"还会继续陪伴我们，留在协和甚至是北京的各位依旧可以抛头颅洒热血，远在其他地方的战友也可给予后方支援。

9. "协和八"的发展有目共睹，
   小编们是不是对它更高的期待？

异叶青兰：　其实没有呢，就像自己的孩子，无论怎样，怎么都爱！

灯盏细辛：　我的期待很简单，希望能够一直满足读者的需求和期待，
　　　　　　能够一直发展下去，永远不让读者和自己失望。

六月雪叶：　时光易逝，理想永存。

小二仙草：　虽然我也不知道"协和八"最后会发展成怎样的一个公
　　　　　　众号，就好像2014年11月小编们第一次聚在一起讨论
　　　　　　要发什么内容时，谁也不知道协和八如今的关注早已超
　　　　　　60000。只是可以确定的是，无论怎样发展，都离不开此
　　　　　　时此刻正在读着这段话的你的支持！ 十分感谢！

52检